L'Organisation mondiale de la Santé (OMS), créée en 1948, est une institution spécialisée du système des Nations Unies qui agit en tant qu'autorité directrice et coordonnatrice pour toutes les questions internationales de santé et de santé publique. Elle est tenue par sa Constitution de fournir des informations et des avis objectifs et fiables dans le domaine de la santé humaine, fonction dont elle s'acquitte en partie grâce à son vaste programme de publications.

Dans ses publications, l'Organisation s'emploie à soutenir les stratégies sanitaires nationales et aborde les problèmes de santé publique les plus urgents dans le monde. Afin de répondre aux besoins de ses Etats Membres, quel que soit leur niveau de développement, l'OMS publie des manuels pratiques, des guides et du matériel de formation pour différentes catégories d'agents de santé, des lignes directrices et des normes applicables au niveau international, des bilans et analyses des politiques et programmes sanitaires et de la recherche en santé, ainsi que des rapports de consensus sur des thèmes d'actualité dans lesquels sont formulés des avis techniques et des recommandations à l'intention des décideurs. Ces ouvrages sont étroitement liés aux activités prioritaires de l'Organisation, à savoir la prévention et l'endiguement des maladies, la mise en place de systèmes de santé équitables fondés sur les soins de santé primaires et la promotion de la santé individuelle et collective. L'accession de tous à un meilleur état de santé implique l'échange et la diffusion d'informations tirées du fonds d'expérience et de connaissance de tous les Etats Membres ainsi que la collaboration des responsables mondiaux de la santé publique et des sciences biomédicales.

Pour qu'informations et avis autorisés en matière de santé soient connus le plus largement possible, l'OMS veille à ce que ses publications aient une diffusion internationale et elle encourage leur traduction et leur adaptation. En aidant à promouvoir et protéger la santé ainsi qu'à prévenir et à combattre les maladies dans le monde, les publications de l'OMS contribuent à la réalisation du but premier de l'Organisation – amener tous les peuples au niveau de santé le plus élevé possible.

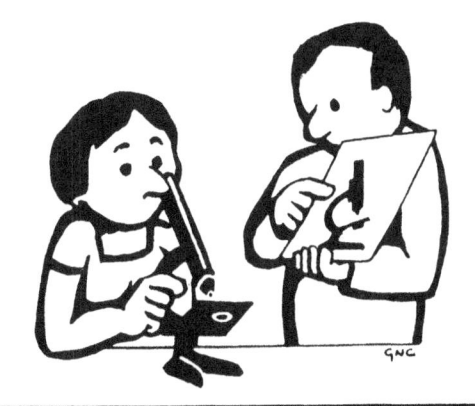

Enseigner pour mieux apprendre

Guide à l'intention des enseignants
du personnel de soins de santé primaires

Deuxième édition

F. R. Abbatt

Organisation mondiale de la Santé
Genève
1993

Réimpression, 1998

Catalogage à la source: Bibliothèque de l'OMS

Abbatt, F. R.
    Enseigner pour mieux apprendre: guide à l'intention des enseignants du personnel sanitaire de base / F. R. Abbatt – 2e éd.

    1. Pédagogie — méthodes   2. Personnel santé auxiliaire — enseignement   I. Titre

    ISBN 92 4 254442 6   (Classification NLM: W 18)

IMPRIMÉ EN SUISSE
92/9421 – Atar – 2000
97/11845 – Atar – 1000

Table des matières

Avant-propos

Dans les pays en développement, les enseignants des agents de santé communautaires ont pour tâche importante de former le personnel aux soins de santé primaires. Ils travaillent dans des conditions difficiles, souvent sans matériel de référence et n'ayant pratiquement aucune expérience des méthodes pédagogiques. Le présent manuel est destiné à les aider dans leur travail.

Il est le fruit d'un long processus d'élaboration et d'essais qui a débuté en 1979 lorsque l'OMS a institué un projet visant à examiner les besoins pédagogiques des enseignants du personnel sanitaire de niveau moyen dans un certain nombre de pays. Une bibliothèque de quelque 45 ouvrages a ainsi été constituée et distribuée à un millier d'écoles de formation des personnels de santé dans les pays anglophones en développement pour servir aux enseignants de matériel de référence. Cette bibliothèque devait comprendre notamment un manuel complet décrivant en langage simple les méthodes pédagogiques, afin d'assurer que les enseignants tirent le meilleur parti possible de cette nouvelle ressource. Le Dr Abbatt a préparé un projet de manuel qui a été largement mis à l'épreuve sur le terrain avant la parution en 1980 de la première édition de *Enseigner pour mieux apprendre*. Les fonds pour ce projet ont été généreusement fournis par l'Administration pour le développement outre-mer du Gouvernement du Royaume-Uni.

Depuis que les bibliothèques ont été distribuées, l'OMS a intensifié son assistance aux pays grâce au Programme interrégional de matériels éducatifs pour la santé, (HLM). Ce programme a pour but de collaborer avec les différents pays pour les aider à concevoir, mettre à l'épreuve et produire leurs propres matériels d'enseignement, d'apprentissage et de promotion pour répondre aux besoins prioritaires, et de favoriser le partage des ressources par l'intermédiaire d'un réseau interpays. Dès la fin de 1991, plus de 30 pays en développement avaient instauré leur propre projet national HLM et quatre réseaux interpays avaient été mis en place pour assurer l'échange entre pays d'informations, de matériel, de compétences techniques et de moyens de formation.

Au cours des dix dernières années, ce manuel a été largement utilisé par les enseignants dans le monde entier. Il a été traduit en plusieurs langues. La première édition comprenait un questionnaire détachable invitant les lecteurs à formuler leurs observations et leurs suggestions: toutes celles reçues ont été prises en considération pour la préparation de cette deuxième édition.

M. A. C. Dowling
Coordonnateur, Programme interrégional de matériels éducatifs pour la santé
Division du Développement des ressources humaines pour la santé
Organisation mondiale de la Santé

Remerciements

Ce manuel est le fruit d'une vaste collaboration. Je voudrais remercier tous ceux qui ont collaboré d'une façon ou d'une autre à ce manuel et je citerai en particulier les membres du groupe de travail qui s'est réuni à Dundee (Ecosse) en novembre 1978 et qui a établi les grandes lignes du manuel. Je voudrais aussi remercier de leurs observations et de leurs conseils les participants aux ateliers de la Fondation africaine pour la médecine et la recherche tenue à Nairobi (Kenya) et au Collège des Sciences de la santé de Madang (Papouasie-Nouvelle-Guinée); le personnel du Centre d'enseignement de la médecine de l'Université de Dundee; les étudiants et les enseignants du Département de l'action sanitaire communautaire internationale de l'Ecole de médecine tropicale de Liverpool (Angleterre); les enseignants qui ont lu les premières versions du manuel; les personnes qui ont formulé des observations sur la première édition; enfin, le personnel de la Division du Développement des ressources humaines pour la santé de l'Organisation mondiale de la Santé à Genève (Suisse). Mes remerciements s'adressent aussi au D^r. G. N. Conacher, du Centre d'enseignement de la médecine de l'Université de Dundee, qui a préparé à l'origine les dessins illustrant cet ouvrage. A toutes ces personnes — beaucoup trop nombreuses pour être mentionnées individuellement — j'adresse mes remerciements les plus sincères.

F. R. Abbatt

CHAPITRE 1

Introduction

Avant de rédiger ce manuel, j'ai parlé à des enseignants des problèmes auxquels ils sont confrontés. Ils ont alors évoqué le grand nombre d'élèves dans chaque classe, les problèmes du surpeuplement des écoles et de l'insuffisance des installations, ainsi que la difficulté de trouver pour leurs élèves de la nourriture, des cahiers et des livres de classe. Ils m'ont aussi fait part du fait qu'ils n'avaient pas assez de temps pour préparer les cours et les examens. Toutes ces difficultés sont réelles et graves et ce n'est pas ce livre qui pourra en modifier les causes ni donner aux enseignants plus de temps ou plus d'argent à consacrer à leurs fournitures, mais il voudrait leur montrer comment employer plus efficacement les ressources dont ils disposent.

Les enseignants m'ont encore parlé d'autres problèmes:

«Les programmes qu'on nous donne sont très difficiles à interpréter. Nous ne savons pas s'il faut entrer plus ou moins dans les détails».

«Les examens incitent les élèves à apprendre les faits et non comment les appliquer».

«Les élèves ont un bon niveau pour apprendre dans les livres, mais un niveau beaucoup plus faible quand ils se trouvent dans une situation pratique».

«Les cours sont d'un niveau trop élevé».

«L'enseignement ne forme pas vraiment les élèves à faire leur travail».

Le principal objectif de ce manuel est d'aider les enseignants à résoudre ces problèmes, et en particulier d'expliquer comment faire quatre choses qui sont très importantes quand on enseigne. Il s'agit:

— de décider exactement ce que doivent apprendre les élèves;
— de choisir et d'appliquer des méthodes d'enseignement qui conviennent;

— de vérifier si les élèves peuvent faire le travail pour lequel on les forme;
— de préparer le matériel pédagogique et les manuels.

1.1 A qui ce manuel est-il destiné?

Ce manuel est rédigé à l'intention des enseignants qui sont chargés de former le personnel sanitaire de base. Il peut être utile aux membres de ce personnel qui viennent d'être promus enseignants ou aider les enseignants qui ont l'expérience du travail avec les élèves mais qui désirent mieux connaître leur métier.

Ce manuel aidera aussi ceux qui s'occupent d'établir des programmes d'études pour les personnels de santé ou de planifier les systèmes de prestations sanitaires. Il peut également servir aux enseignants ou aux organismes qui préparent des manuels pour les personnels de santé.

Le quatrième groupe qui pourrait tirer profit de ce livre est celui des étudiants des écoles de médecine et de centres de formation médicale qui pourront être chargés plus tard de former les membres de l'équipe de santé.

1.2 Pourquoi ce manuel a-t-il été écrit?

L'enseignement est un travail qui demande beaucoup de compétence et pourtant nombre d'enseignants n'ont reçu que peu ou pas du tout de formation leur permettant d'enseigner. Les enseignants ont donc tendance à copier les méthodes qu'ils ont connues pendant leurs études et, dans bien des cas, ils n'ont guère l'occasion d'apprendre des méthodes nouvelles et plus efficaces.

Ce livre a été écrit pour expliquer certains éléments fondamentaux de l'enseignement. Il voudrait donner aux enseignants des informations sur les diverses méthodes d'enseignement auxquelles ils peuvent recourir. L'enseignement ne consiste pas simplement à dire aux élèves ce qu'ils doivent apprendre pour exécuter une tâche. Il faut aussi décider ce que les élèves doivent apprendre, comment le leur enseigner, et déterminer dans quelle mesure ils l'ont bien appris.

Ce livre est écrit autant que possible dans un langage non technique pour être compris facilement. Il vise à résoudre quelques-uns des problèmes que les enseignants rencontrent quand ils travaillent avec du personnel sanitaire en formation. Il est aussi destiné à aider les personnes qui participent à la planification des cours et des manuels destinés aux personnels de santé.

1.3   Comment utiliser ce manuel

Ce manuel peut être utilisé de deux façons. Il peut servir d'ouvrage de référence et de lecture complémentaire, par exemple lors d'un atelier pédagogique. Les participants peuvent aussi être priés de faire certains des exercices qui y figurent et d'en discuter avec les autres personnes qui participent à l'atelier.

L'autre façon d'utiliser le manuel consiste à le lire de bout en bout. Si vous procédez ainsi, faites les exercices à mesures que vous les rencontrez. Mettez les réponses par écrit, soit à l'endroit prévu pour cela, soit sur une feuille séparée. Essayez d'écrire vos propres idées **avant** de regarder les commentaires du manuel. Le profit que vous en tirerez ainsi sera beaucoup plus grand, même si cela vous demande plus de temps et d'effort.

Pour terminer, sachez qu'il vaut mieux lire ce livre en allant de la première page à la dernière plutôt que de regarder les chapitres dans n'importe quel ordre. En effet, bien des idées formulées dans la deuxième, la troisième et la quatrième parties s'appuient sur les explications fournies dans la première partie. Si vous préférez lire dans un ordre différent, la table des matières vous guidera. Si certains des mots plus techniques ne vous sont pas familiers, il y a à la fin du livre une section qui définit quelques-uns des termes pédagogiques.

1.4   Comment ce manuel a-t-il été rédigé?

Ce manuel a été élaboré progressivement plutôt que rédigé. Les premières ébauches ont été passées en revue lors d'un atelier réunissant des consultants et des représentants de quatre régions de l'OMS et du Siège de l'OMS. De nouveaux projets de texte ont été mis en forme et essayés sur le terrain au Kenya et en Papouasie-Nouvelle-Guinée. Des exemplaires ont été distribués dans de nombreux pays et plus de 100 enseignants ont donné leur avis sur les améliorations à apporter à ces premières versions. C'est après tout ce processus de mise au point et d'essai que la première édition a été publiée. Elle comprenait un questionnaire, les lecteurs étant priés de formuler leurs observations sur les moyens d'améliorer le livre.

L'auteur a reçu de nombreuses observations et toutes ont été prises en considération lors de l'établissement de la deuxième édition. Les avis des lecteurs ont été extrêmement importants pour cette nouvelle rédaction. Il est clairement admis que la présente édition est encore loin d'être parfaite, si bien que les conseils d'enseignants et d'autres lecteurs seront extrêmement bienvenus. L'auteur et l'OMS seront heureux de recevoir toutes observations, en particulier toutes les suggestions précises qui permettraient de rendre ce livre encore plus utile pour les enseignants.

1.5 Résumé du manuel

Ce manuel est divisé en quatre parties.

La **première partie** traite des problèmes généraux de ce que les élèves doivent apprendre. C'est un point important parce qu'on se plaint souvent que les élèves ont des connaissances mais ne savent pas bien les appliquer. Il se peut que le matériel ou les médicaments qu'on leur a appris à utiliser ne soient pas disponibles. De même, les compétences qu'ils ont acquises ne correspondent peut-être pas aux problèmes réels des régions rurales.

Au chapitre 2, il est suggéré de former les élèves à un travail précis plutôt que de leur faire apprendre plusieurs disciplines théoriques. Pour cela, il faut que le travail soit bien défini et qu'il ait un rapport avec les besoins sanitaires de la communauté. Ce processus est expliqué au chapitre 3. Le chapitre 4 traite plus en détail de ce travail afin que les enseignants puissent décider exactement ce qui doit être appris. La technique d'observation du travail que nous présentons est appelée *analyse de tâche*.

La **deuxième partie** vous aidera à choisir les méthodes d'enseignement qui conviennent le mieux. Le chapitre 6 résume les principaux moyens pas lesquels l'enseignant peut aider ses élèves à apprendre. Les chapitres 7, 8 et 9 sont consacrés aux problèmes spécifiques de l'enseignement des attitudes, des compétences et des connaissances.

La **troisième partie** vous aidera à tester vos élèves. On y explique la valeur des tests pour aider les élèves à apprendre et pour aider les enseignants à améliorer leur propre travail. Le chapitre 12 présente diverses méthodes d'évaluation, avec des exemples pouvant être adaptés et employés avec une large gamme d'élèves.

La **quatrième partie** expose les diverses façons dont les enseignants peuvent préparer le matériel et les manuels qui aideront leurs élèves à apprendre. Les manuels peuvent aussi servir d'ouvrages de référence pour les personnels de santé après leurs cours. Il est important que les enseignants puissent aider ainsi leurs élèves parce qu'il existe très peu de manuels pour les personnels de santé et que beaucoup de ceux qui sont disponibles ne correspondent pas aux conditions qui règnent au niveau local.

PARTIE
1

Que doivent apprendre vos élèves?

CHAPITRE 2
Exposé général du problème

- Le but d'un programme de formation est d'apprendre aux élèves à faire un travail.
- Les enseignants doivent centrer leur attention sur les faits, les compétences et les attitudes essentiels. Il n'est ni possible ni souhaitable de tout enseigner.
- Les enseignants doivent fonder leur enseignement sur les problèmes sanitaires de la communauté et sur le travail que leurs élèves auront à faire.
- Les enseignants doivent planifier leurs cours et leurs leçons en fonction de l'analyse de situation et de l'analyse de tâche.

Un exemple

Une infirmière communautaire termine sa formation, est reçue à tous ses examens de fin d'études et, comme elle a deux semaines de vacances avant de commencer son travail, elle retourne dans son village passer quelques jours dans sa famille. C'est un long voyage parce que ce village se trouve dans une région reculée mais, quand elle arrive, tout le monde est heureux de la revoir et surtout sa mère qui est très fière de la réussite de sa fille.

Après les premiers échanges, sa mère lui dit: «Heureusement que tu es revenue parce que ton petit cousin est malade. Ce nourrisson a la diarrhée et il ne me paraît pas bien. Crois-tu que tu puisses faire quelque chose?» L'infirmière va donc voir le nourrisson et le trouve très déshydraté. Elle pense qu'il faudrait l'emmener à un centre de santé, mais le voyage est trop long. Elle réfléchit alors à ce qu'on lui a appris. Elle se rappelle certains détails de l'anatomie de l'appareil gastro-intestinal et de l'équilibre électrolytique. Elle se rappelle aussi qu'un mélange de sel et de sucre dans de l'eau pourrait aider à réhydrater le nourrisson, mais elle ne se souvient plus des quantités à utiliser.

Elle a très peur de se tromper dans les proportions. Elle ne sait pas si elle doit rechercher une aide ou doser son mélange au hasard. Le nourrisson est maintenant très malade. Elle confectionne la solution de sel et de sucre et l'administre au nourrisson. La proportion de sel et de sucre n'était pas la bonne et le nourrisson est mort.

La morale de l'histoire

Certains cours destinés aux personnels de santé peuvent être inefficaces ou même nuisibles parce qu'on y consacre trop de temps à enseigner des faits sans importance. Il se peut qu'on ne passe pas assez de temps à enseigner les compétences qui sont réellement nécessaires.

2.1 Quelques principes fondamentaux

Cette histoire montre ce qui peut se passer quand un programme de formation du personnel sanitaire n'est pas au point. Mais que faut-il pour qu'un programme soit réussi? Il faut qu'on applique les principes fondamentaux suivants:

Principes fondamentaux

1. Le but principal d'un cours est de former les élèves à faire un travail.
2. C'est le travail qui détermine ce que les élèves doivent apprendre.
3. Il ne faut enseigner et apprendre que les faits, les compétences et les attitudes qui sont en rapport avec le travail. Il ne faut pas enseigner ce qui n'est pas essentiel.

Ces points peuvent paraître évidents, mais leurs conséquences sont importantes. Les paragraphes qui suivent les exposent brièvement.

2.2 Le but principal d'un cours doit être de former les élèves à faire un travail

C'est le principe fondamental sur lequel repose ce livre. Cela signifie que le cours est réussi si, à la fin, les élèves savent faire le travail avec compétence. Si les élèves ne savent pas faire le travail pour lequel ils ont été formés, alors le cours est un échec.

Cela signifie que les enseignants doivent bien connaître le travail que les élèves auront à faire. Les enseignants doivent observer des personnels de santé expérimentés au travail et leur parler des problèmes que pose la prestation des soins de santé. Tout le cours doit être étroitement lié à la façon dont il est pourvu aux soins de santé. Le chapitre 3 explique comment on peut y parvenir.

Si ce principe est bien suivi, les élèves seront capables de faire réellement un travail à la fin du cours, et non pas simplement de savoir en quoi il consiste.

Certaines personnes estiment que ce but de «*former pour faire un travail*» est trop restreint. A leur avis, l'enseignement doit aller beaucoup plus loin. C'est exact dans une certaine mesure, mais les buts de caractère plus général doivent passer au second plan. Le premier but, et le plus important, est que les élèves doivent être capables d'accomplir leur travail avec intelligence, compréhension et compétence. Tout ce livre est axé sur cet aspect de la question.

Par exemple, un agent de santé qui a reçu une formation très générale et qui infecte les malades parce qu'il n'applique pas les techniques d'asepsie est un danger pour la communauté. Il importe donc que les élèves acquièrent d'abord la compétence fondamentale. Cette étape une fois franchie, on pourra toujours ajouter d'autres éléments à la formation si l'on dispose du temps nécessaire.

2.3 C'est le travail qui détermine ce que les élèves doivent apprendre

Dans tous les cours, il faut choisir les faits, les compétences et les attitudes que les élèves doivent acquérir. Il faut aussi choisir les détails qui ne doivent pas être inclus dans le cours. Il est tout simplement impossible d'apprendre tout ce qui est connu au sujet des sciences médicales et des soins de santé. Par conséquent, il est indispensable de faire une sélection.

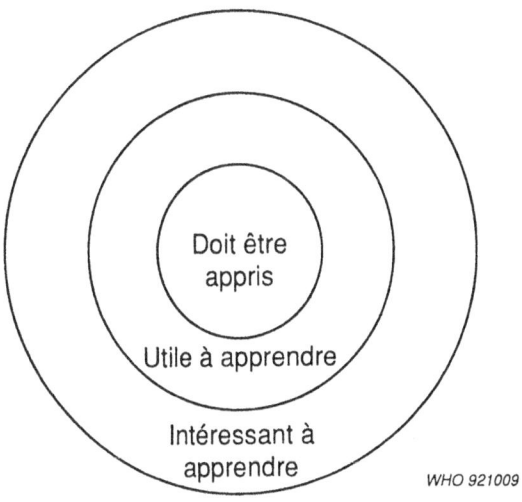

WHO 921009

Ce qui «*doit être appris*» est au cœur de la cible. Ce sont les faits et les compétences que tous les élèves doivent apprendre pour accomplir leur travail d'une manière satisfaisante. Les enseignants doivent souligner l'importance de ces faits et de ces compétences quand ils aident les élèves à apprendre. Ces faits et ces compétences doivent être vérifiés lors des examens.

Il y a beaucoup d'autres faits et compétences qui sont «*utiles à apprendre*», mais il n'est pas nécessaire d'y insister autant ni de les vérifier d'une manière aussi approfondie lors des examens.

Enfin, beaucoup d'autres faits et compétences sont «*intéressants à apprendre*». Bien entendu, les enseignants ne doivent pas empêcher les élèves d'apprendre quoi que ce soit. Ils doivent même montrer aux élèves comment apprendre en se servant des livres, des conversations et de l'expérience du monde qu'eux-mêmes et d'autres personnes peuvent avoir. Cependant, **la tâche principale du professeur est de décider ce que l'élève doit apprendre et de s'assurer qu'il l'a bien appris.**

Les faits et compétences qui doivent être enseignés sont ceux qui sont nécessaires pour accomplir le travail d'une manière satisfaisante et réfléchie. Ils sont examinés aux chapitres 3 et 4.

2.4 Objectifs d'apprentissage

Une notion importante qu'il convient d'évoquer maintenant est celle des «*objectifs d'apprentissage*».

On entend par objectif d'apprentissage une description de ce que l'élève doit savoir, ressentir ou être capable de faire à la fin du cours.

Cette définition comporte quelques points importants. Tout d'abord, les objectifs d'apprentissage concernent l'élève et non l'enseignant. Deuxièmement, les objectifs d'apprentissage décrivent l'état de l'élève à la fin du cours. Ils ne décrivent donc pas ce que le maître va enseigner ni l'expérience que l'élève pourra acquérir pendant les cours. **Les objectifs d'apprentissage sont donc un exposé des buts que le cours est destiné à atteindre.**

Quelques auteurs emploient aussi les expressions de «*buts d'apprentissage*» ou «*cibles*». Quelques-uns établissent une distinction entre les objectifs «*spécifiques*» et les objectifs «*généraux*». La distinction entre ces termes n'est pas très claire et ne revêt probablement pas d'importance.

2.5 Comment utiliser les objectifs d'apprentissage

Les objectifs d'apprentissage ont pour importance capitale qu'ils définissent ce que les élèves doivent apprendre.

Ce peut être à un niveau très général, par exemple: «*l'objectif d'apprentissage de ce cours est que les élèves doivent être capables de faire le travail d'un assistant de santé maternelle et infantile (SMI)*».

Ou bien, à un niveau très spécifique, par exemple: «*les élèves doivent connaître la quantité de chaque ingrédient dans une solution de réhydratation orale préparée à domicile*».

Ainsi donc, les objectifs d'apprentissage peuvent porter sur un cours tout entier ou simplement sur quelques minutes de cours, ou encore sur un stade intermédiaire.

Dans toutes ces situations, les objectifs d'apprentissage ont une importance **vitale** parce qu'ils commandent (ou devraient commander) tout le processus d'enseignement et d'apprentissage. Les objectifs d'apprentissage déterminent:

- **ce qui** est inclus dans une leçon ou un cours;
- **comment** l'enseignement est effectué;
- **comment** les connaissances des élèves sont vérifiées.

Par exemple, si l'objectif d'apprentissage est que «*les élèves devront être capables de diagnostiquer l'anémie d'après les signes cliniques*», alors:

- Il faut apprendre aux élèves les signes cliniques de l'anémie, comment les observer et comment distinguer entre les personnes anémiées et celles qui ne le sont pas. Pour cet objectif, il n'y aurait aucune raison d'apprendre aux élèves la structure de l'hémoglobine ou comment vérifier l'anémie en utilisant des méthodes de laboratoire.
- Les élèves doivent être capables d'exercer leurs compétences de diagnostic clinique sur quelques malades atteints d'anémie et sur d'autres qui ne sont pas anémiés. Il ne sera guère nécessaire de leur faire un cours.
- Chaque élève doit examiner quelques malades et décider s'ils sont anémiés ou non. L'enseignant sera alors en mesure de déterminer si les élèves ont atteint l'objectif d'apprentissage. Il ne faut pas demander aux élèves d'écrire une dissertation sur l'anémie parce que cela ne correspond pas à l'objectif d'apprentissage.

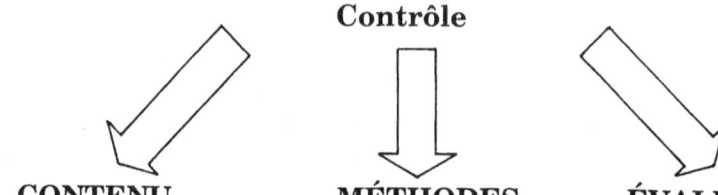

OBJECTIFS D'APPRENTISSAGE
Contrôle

CONTENU　　　**MÉTHODES**　　　**ÉVALUATION**
(ce qui est enseigné)　(méthodes d'enseignement)　(examens/tests)

2.6　Comment pouvez-vous décider quels sont les objectifs d'apprentissage?

Le plus important en ce qui concerne les objectifs d'apprentissage est qu'ils doivent être en rapport avec le travail pour lequel les élèves sont formés. Du fait que les objectifs d'apprentissage déterminent ce qui est inclus dans un cours, ils peuvent en fausser tous les aspects s'ils ne sont pas pertinents. C'est le principe fondamental énoncé dans la section 2.1 qui détermine la façon dont les enseignants et ceux qui conçoivent les cours décident ce que doivent être les objectifs d'apprentissage.

Un cours doit avoir pour but principal d'apprendre aux élèves à faire un travail.

Par conséquent, les objectifs d'apprentissage doivent être fondés sur la description du travail.

En résumé, cela consiste à dresser une liste de toutes les tâches que l'agent de santé devra accomplir. Dans le présent livre, ce processus est appelé *analyse de situation* et il est décrit au chapitre 3. On analyse ensuite chaque tâche pour déterminer les compétences qu'elle implique et les connaissances et attitudes qui sont nécessaires pour qu'elle soit effectuée d'une manière satisfaisante. Ce processus, appelé *analyse de tâche*, est décrit au chapitre 4.

Ces deux processus ensemble fournissent une liste de tous les objectifs d'apprentissage d'un cours, c'est-à-dire les compétences, les connaissances et les attitudes qu'il faut acquérir. Si tous les objectifs d'apprentissage sont atteints, l'agent de santé sera parfaitement capable d'effectuer son travail et le but global du cours sera atteint.

CHAPITRE 3

Analyse de situation

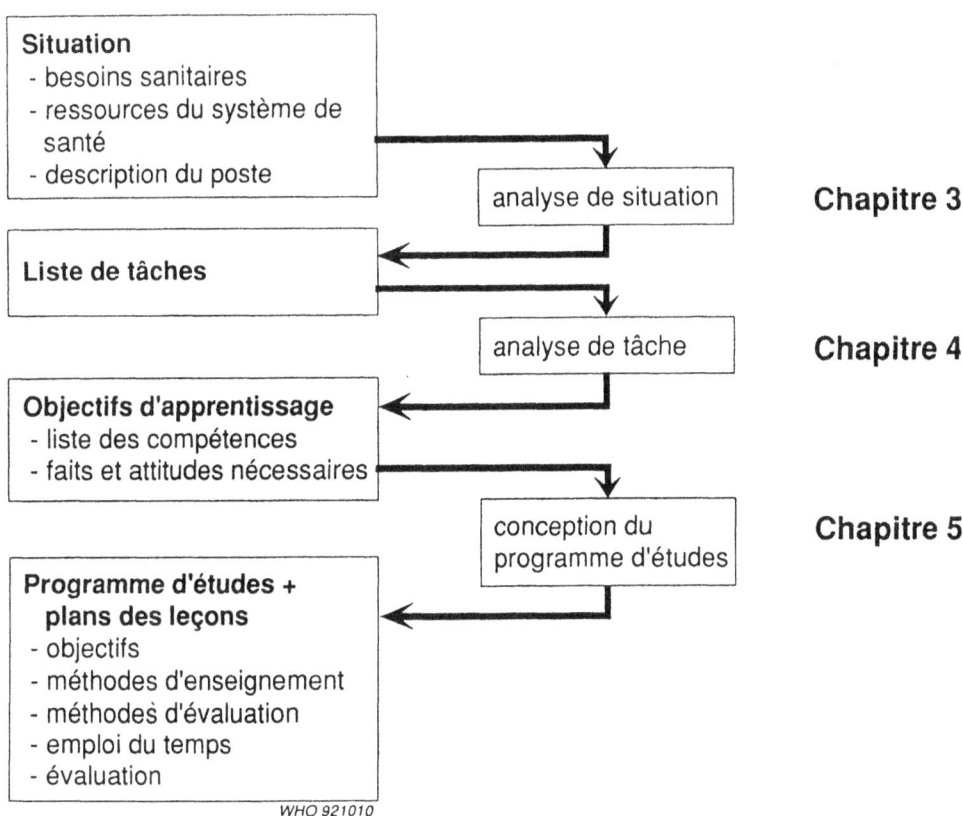

Ce chapitre explique comment les enseignants peuvent mieux comprendre l'emploi que leurs élèves devront exercer.

Un exemple

Un agent de santé maternelle et infantile (SMI) a achevé sa formation au collège et est parti travailler dans un centre d'action familiale comme chef de l'équipe de SMI.

L'agent avait pour tâche, entre autres, de «*travailler avec la communauté*», mais elle a trouvé cela très difficile et a donc passé son temps au centre d'action familiale à attendre les clients. Quelques clients sont venus, mais pendant une grande partie du temps elle était simplement assise à attendre. Quand je lui ai demandé pourquoi, elle m'a répondu que son patron exigeait qu'elle soit au centre pendant toutes les heures de travail. Si elle n'y était pas, elle aurait des ennuis. De plus, elle n'avait aucune idée précise du travail qu'elle pouvait faire au sein de la communauté. Elle avait suivi des cours sur l'analyse et le développement communautaires et sur les principes de la communication, mais on ne lui avait pas précisé le travail qui était attendu d'elle.

La morale de l'histoire

Les gens ne travailleront de façon efficace que si on leur dit d'une manière précise ce que leur travail implique et si on leur donne l'occasion de s'y entraîner pendant la formation.

3.1 But du présent chapitre

Le chapitre précédent avait principalement pour but de souligner que les cours devaient former les élèves à faire le travail d'un agent de santé. Il est donc évident que les personnes qui conçoivent ou donnent les cours doivent savoir exactement ce que le travail implique. Malheureusement, trop souvent elles ne le savent pas. Cela peut paraître très étonnant. Pourquoi ne pas vérifier vous-même si vous connaissez clairement le travail qui devra être fait par les élèves que vous formez?

Exercice

Beaucoup d'agents de soins de santé primaires exercent quelques-unes des responsabilités suivantes:

— gestion d'un centre de santé;
— coopération intersectorielle;
— engagement communautaire;
— traitement des maladies courantes;
— prévention des maladies et lutte contre celles-ci.

Pour toutes ces responsabilités qui sont incluses dans le travail de vos élèves, posez-vous les questions suivantes:

Quelle doit être la première tâche quotidienne des agents de santé qui doivent gérer un centre de santé?
Que doivent-ils faire pour coopérer avec d'autres secteurs?

Que doivent-ils faire pour obtenir l'engagement de la communauté?

Quelles sont, d'une manière précise, les maladies qui sont courantes et celles qui ne le sont pas?

Quelles sont les maladies qu'on peut combattre ou éviter?

Que doivent faire les agents de santé pour combattre ou prévenir la maladie?

Remarques

Vérifiez tout d'abord que vous avez bien indiqué dans votre réponse ce que les élèves doivent **faire** (par exemple présider les réunions hebdomadaires du personnel) plutôt que ce qu'ils doivent **réaliser** (par exemple l'équipe du centre de santé doit être parfaitement motivée).

Peur-être souhaitez-vous essayer une deuxième fois de répondre aux questions.

Si vous êtes capable de fournir des réponses **claires et précises** à toutes ces questions, vous êtes bien placé pour préparer des cours efficaces et apprendre à vos élèves des faits et des compétences pertinents. Sinon, vous êtes comme la vaste majorité des enseignants! Le présent chapitre vous aidera à bien réfléchir aux problèmes afin que vous puissiez mieux répondre aux questions.

Plus important encore: si vous ne pouvez pas répondre aux questions, vous ne pourrez pas bien décider ce que les élèves doivent apprendre. Le présent chapitre a donc pour but important de vous faire réfléchir de façon précise à ce qu'implique le travail de l'agent de santé.

3.2 Commencer par une description d'emploi

Dans beaucoup de pays, c'est probablement le ministère de la santé qui devra décider ce que comporte le travail de l'agent de santé. Même dans ces pays, il sera peut-être nécessaire pour les enseignants ou les comités qui préparent les cours d'indiquer clairement les intentions de l'employeur.

L'employeur fournit habituellement une description du travail attendu de chaque catégorie d'agent de santé. C'est ce qu'on appelle la **description de poste.**

Par conséquent, l'enseignant ou le comité qui prépare les cours doit commencer par examiner la description de poste. Celle-ci définit généralement diverses questions administratives telles que la classe de l'emploi et les conditions de travail. Toutefois, l'information primordiale pour l'enseignant est la liste des *responsabilités* (celles-ci étant parfois appelées *attributions* ou *fonctions*). Certaines descriptions de poste sont précises et détaillées et peuvent être très utiles pour guider les enseignants. D'autres sont assez vagues et parfois très succinctes.

Le but est de commencer par la description de poste et de terminer en dressant une liste des tâches que l'agent de santé doit être formé à accomplir. Il est généralement commode d'inscrire de 50 à 100 tâches sur cette liste. Il ne s'agit pas de dire que c'est bon ou mauvais de le faire; c'est simplement une question de commodité. Le nombre exact de tâches dépend de l'ampleur du travail et de la mesure dans laquelle vous voulez entrer dans le détail.

3.3 Exemple d'une liste de tâches

La description de poste donne une idée générale de ce que les agents de santé doivent faire. Par exemple, dans un pays la description de poste d'une infirmière de SMI précisait parmi ses attributions *«surveiller la croissance des enfants»*.

Les enseignants ont observé les infirmières de SMI pendant qu'elles faisaient ce travail et ont dressé la liste suivante des tâches correspondantes.

Liste des tâches

- Tenir à jour une liste de tous les enfants de la communauté qui sont âgés de moins de 5 ans.

- Apprendre aux agents de santé communautaires à peser les enfants, à inscrire leur poids sur la fiche de croissance et à décider quand les enfants courent un risque.

- Organiser les dispensaires de SMI dans la communauté pour que les enfants soient pesés dans le cadre du programme de soins de SMI.

- Tenir un registre des enfants qui sont «à risque» parce qu'on ne les a pas amenés aux séances de pesée ou parce qu'ils accusent des signes de malnutrition.

- Organiser des visites de suivi pour tous les enfants à risque.

La liste des tâches est simplement une version plus détaillée et plus précise de la description de poste.

Cet exemple montre que la *«surveillance de la croissance des enfants»* implique la formation, l'organisation, la gestion et la tenue de dossiers. La liste de tâches fournit donc un tableau beaucoup plus clair et plus précis de la nature réelle du travail et de ce que les élèves ont besoin d'apprendre.

3.4   Comment dresser la liste des tâches

Rendre visite aux employeurs

Malheureusement, il n'est pas possible de fournir une liste immuable des mesures à prendre par les enseignants.

Pour dresser la liste des tâches, les enseignants doivent prendre pour point de départ la description de poste officielle. Dès lors, il s'agit de réfléchir, d'interroger, de discuter et d'observer jusqu'à ce que chaque élément de la description de poste ait une signification claire et précise. Il faut d'abord demander aux employeurs (il s'agit souvent du ministère de la santé) ce qu'implique, à leur avis, chaque élément du travail. Il est utile de poser les questions suivantes:

- *«Quand les agents de santé se mettent au travail à neuf heures le lundi matin (ou quelle que soit l'heure à laquelle débute le travail), que doivent-ils faire afin de ...?»*
- *«Comment faut-il faire?»*
- *«Doivent-ils effectivement ...?»*
- *«Qu'entendez-vous exactement par ...?»*
- *«Quels sont les maladies / états / problèmes les plus courants?»*

Le but de cet exercice n'est pas de préciser en détail comment administrer une injection ou effectuer un examen vaginal. En revanche, il faut que les enseignants déterminent certains faits, par exemple quels sont les examens qui doivent être pratiqués lors d'une visite prénatale.

Le risque est qu'une telle approche soit trop agressive et oblige l'employeur à réagir d'une manière défensive. Il est tout à fait possible que ces questions n'aient pas été examinées en détail par le ministère de la santé, si bien que le personnel ne connaîtra peut-être pas les réponses. L'ambiance qui préside à l'échange de vues doit donc être marquée par le souci de résoudre les problèmes en commun, et non par une sorte d'interrogatoire.

Rendre visite aux agents de santé

Après avoir vu les employeurs, vous devez rendre visite aux agents de santé communautaires et les observer au travail. Il faut leur poser des questions comme celles-ci:

- «*Comment faites-vous participer la communauté à l'éducation pour la santé?*»
- «*Que faites-vous quand vous ...?*»
- «*Quelles maladies pouvez-vous traiter?*»

Là encore, vous ne recherchez pas des détails précis, mais il vous faut néanmoins être clair. Cela ne sert à rien d'obtenir pour réponse «*j'informe la communauté*». Vous devez savoir ce que cela implique.

Solliciter l'avis d'«experts»

Peut-être y a-t-il quelques experts que vous pourriez interroger. Ils travaillent peut-être dans des établissements d'enseignement comme des écoles de médecine ou de soins infirmiers. Vous devriez leur demander comment le travail doit être accompli à leur avis. Le but en l'occurrence n'est pas d'obtenir une réponse «officielle», mais de connaître leurs idées sur de meilleures façons d'effectuer le travail.

3.5 Rassemblement des informations

Une fois les informations recueillies auprès des différents groupes, il vous faut comparer les réponses qu'ils ont fournies. Sans doute constaterez-vous des différences d'opinion considérables.

L'étape suivante consiste à dresser votre propre liste de tâches en vous inspirant de ces différentes sources de données. Agissez dans un esprit réaliste. Tenez compte de la durée dont dispose l'agent de santé. (Lors d'une étude, l'agent de santé aurait consacré plus de 100 heures par semaine à une seule partie du travail s'il avait effectué celui-ci conformément à la description de poste officielle!) Tenez compte des ressources disponibles (par exemple de l'équipement dont les agents de santé disposent pour stériliser les instruments). Une fois la liste achevée, vous devez en discuter avec les employeurs, les agents de santé et les experts pour vérifier qu'elle est bien réaliste, qu'elle contribue effectivement à résoudre les problèmes de santé les plus importants de la communauté et qu'elle est compatible avec ce qu'on peut raisonnablement attendre de l'agent de santé.

Cet examen conduira probablement à effectuer un assez grand nombre de changements.

Par dessus tout, vérifiez que la liste finale de tâches soit précise et claire et que vous sachiez de façon exacte ce que comporte chaque tâche.

3.6 Quelle est l'utilité de la liste de tâches?

La liste de tâches pour un poste est la liste des objectifs d'apprentissage pour le cours qui forme le personnel à ce travail.

C'est là un point absolument capital.

Si ce principe est admis et appliqué, il faudra modifier bien des cours de formation d'agents de santé. On enseigne souvent aux élèves des faits et des compétences qui ne sont pas en rapport avec leur emploi futur. Par exemple, l'examen d'un programme d'études d'agents de santé a récemment révélé que plus de 30% de l'enseignement ne correspondaient absolument pas aux tâches que les agents de santé seraient effectivement amenés à accomplir. On a donc modifié le programme d'études pour y inclure un enseignement plus pertinent concernant les tâches que les agents de santé n'avaient pas encore apprises.

La liste de tâches sert à planifier le programme d'études global, y compris les méthodes d'évaluation (ce point est examiné au chapitre 5). Cependant, quand les enseignants préparent des leçons distinctes, il leur faudra des objectifs d'apprentissage plus détaillés. Ils peuvent les obtenir en analysant chacune des tâches. Ce processus, appelé *analyse de tâche*, est décrit au chapitre 4.

3.7 Résumé

Les enseignants aident leurs élèves à apprendre à faire un travail. Ils doivent donc savoir exactement en quoi consiste ce travail.

L'analyse de situation aide les enseignants à mieux connaître le travail. Les enseignants peuvent faire une analyse de situation en parlant avec des agents de santé, des employeurs de personnel sanitaire et des experts.

La liste de tâches obtenue à la fin de l'analyse de situation constitue une liste des objectifs d'apprentissage pour le cours.

CHAPITRE 4

Analyse de tâche

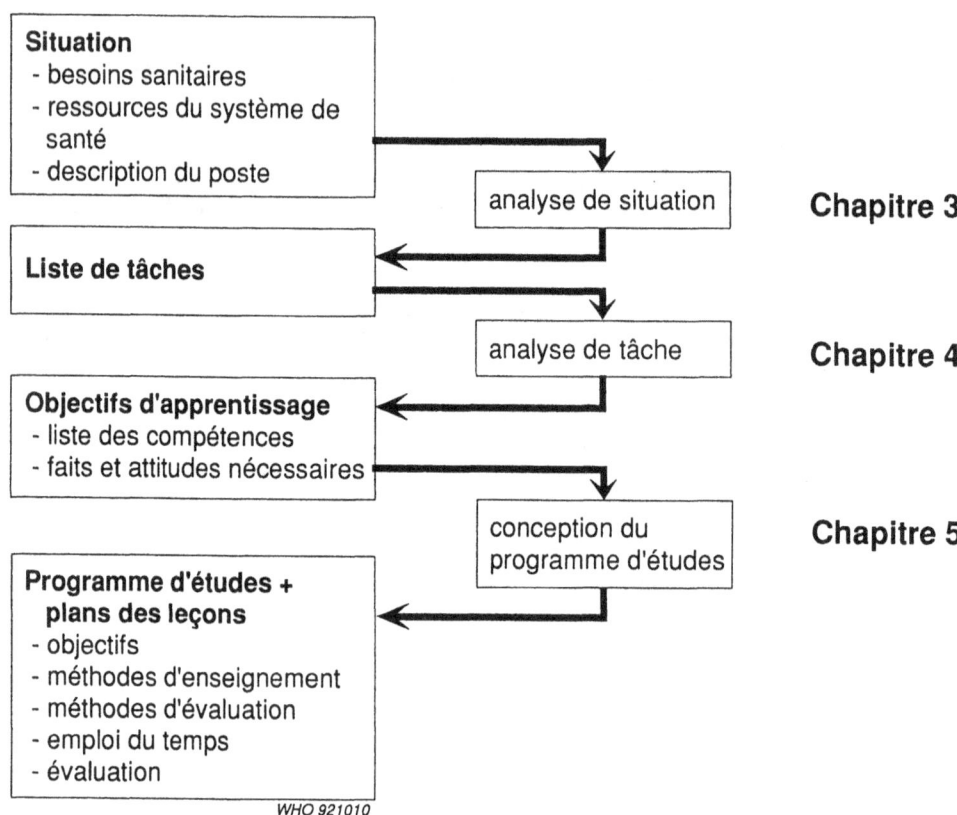

WHO 921010

Ce chapitre explique comment les enseignants peuvent examiner chacune des tâches plus en détail pour découvrir de façon précise ce qui doit être appris.

Un exemple

On demande à M. W., enseignant dans une école de sciences de la santé, d'apprendre à un groupe d'aides-infirmiers stagiaires à peser les nourrissons dans un dispensaire de SMI. Il prépare donc soigneusement une série de cours sur le développement de l'enfant et parle à ses élèves de nutrition et de malnutrition. Il explique pourquoi il faut peser les nourrissons régulièrement, il apporte une balance dans la salle de cours et, à l'aide d'une poupée, il montre comment on pèse un nourrisson. A la fin du stage, les élèves passent leur examen et répondent en quelques lignes à des questions telles que *«Quelles sont les principales causes de malnutrition?»* et *«Donnez trois raisons pour lesquelles il faut peser les nourrissons régulièrement»*. Tous les élèves répondent très bien aux questions et M. W. est très content.

Pourtant, quand les aides-infirmiers commencent à travailler dans les dispensaires de SMI, c'est le chaos. Ils ne savent pas organiser la file d'attente des mères et des enfants parce que l'enseignant ne le leur a pas expliqué. Ils ont la plus grande difficulté à soulever et peser les nourrissons parce qu'ils ont seulement vu l'enseignant peser une poupée. Ils ne savent pas inscrire le poids sur la courbe de croissance parce qu'ils n'ont jamais utilisé de graphiques et qu'ils ne les comprennent pas.

Que s'est-il passé? Bien que la tâche ait été précisée (peser les nourrissons), M. W. n'avait pas réfléchi de façon détaillée à la manière dont les élèves devaient le faire: il n'avait pas fait une analyse de tâche.

Le présent chapitre explique comment faire une analyse de tâche. Cette analyse aidera les enseignants à s'assurer que leurs élèves apprennent exactement à faire chacune des tâches que comporte leur emploi.

4.1 Qu'est-ce qu'une analyse de tâche?

L'analyse de tâche consiste à observer une partie du travail de quelqu'un (une tâche) et à mettre par écrit exactement ce qui est fait. Cette description est ensuite analysée afin de voir ce que les élèves ont besoin d'apprendre pour bien faire cette tâche.

L'analyse de tâche peut être faite très en détail par des équipes spécialisées auxquelles il faudra parfois des années pour réaliser une analyse de tâche complète. Toutefois, elle peut aussi être faite beaucoup moins en détail et beaucoup plus rapidement par les enseignants. Cette approche moins détaillée reste extrêmement précieuse et nous allons l'exposer dans le présent chapitre.

4.2 Un exemple d'analyse de tâche

Si M. W. avait analysé la tâche qui consiste à peser des nourrissons dans un dispensaire de SMI, il aurait probablement obtenu quelque chose proche de l'exemple ci-après.

Fiche d'analyse de tâche

Catégorie de personnel: Aide-infirmier
Tâche: Peser un nourrisson dans un dispensaire de SMI

Eléments de la tâche Actions (A) Décisions (D) Communications (C)	Connaissances	Attitudes
1. Demander à la mère d'enfiler la culotte de pesée à son nourrisson (C)		Bienveillance envers les mères
2. Vérifier et mettre à zéro l'aiguille de la balance (A et D)	Emplacement de la molette de mise à zéro	Souci de la précision
3. Placer le nourrisson sur la balance (A)		Douceur et marques de sympathie
4. Lire la balance (D)	Nécessité de regarder la balance bien en face	Souci de la précision
5. Aider la mère à ôter la culotte de pesée (A)		
6. Examiner le nourrisson pour déceler les signes physiques d'anomalies (principalement D)	Savoir quels signes rechercher	Conscience professionnelle
7. Inscrire le poids sur la fiche de croissance (principalement D)	Savoir tracer et interpréter les courbes sur les graphiques	Précision
8. Décider des remarques à faire à la mère (D)	Critères pour la malnutrition, les méthodes de sevrage, les aliments disponibles sur place	
9. Faire une remarque (C)	Moyens de communiquer efficacement	Souci des problèmes auxquels les mères ont à faire face

Cette analyse de tâche a été réalisée pour une catégorie précise d'agents de santé dans un pays donné. Il est possible que la tâche soit effectuée d'une manière différente dans d'autres pays. Les uns n'emploieront peut-être pas les culottes de pesée ou n'examineront pas du tout le nourrisson lors de la pesée. Les autres feront peut-être un examen beaucoup plus approfondi. Cet exemple est destiné à montrer comment rédiger une analyse de tâche. Ce n'est pas un modèle parfait indiquant comment peser les nourrissons dans tous les pays.

Que montre cet exemple? En premier lieu, la tâche — *peser un nourrisson* — implique beaucoup plus que simplement placer un nourrisson sur une balance et noter son poids. Une analyse de tâche peut indiquer tout l'éventail des compétences qu'implique la tâche.

En second lieu, l'analyse de tâche indique les faits et les attitudes que les élèves doivent apprendre pour pouvoir accomplir la tâche. Cela aide aussi les enseignants à décider les faits qu'il faut apprendre et les faits moins importants.

Le reste de ce chapitre explique comment les enseignants peuvent préparer une analyse de tâche complète comme l'exemple indiqué et comment ils peuvent s'en servir. Aucun enseignant n'a le temps de faire une analyse complète pour chacune des tâches qu'il enseigne. Néanmoins, il lui sera certainement très utile de faire au moins deux ou trois analyses complètes. Grâce à cette expérience, il pourra ensuite mieux réfléchir dans ce sens et dispenser ainsi un enseignement plus pratique et mieux adapté.

4.3 Les étapes de la réalisation d'une analyse de tâche

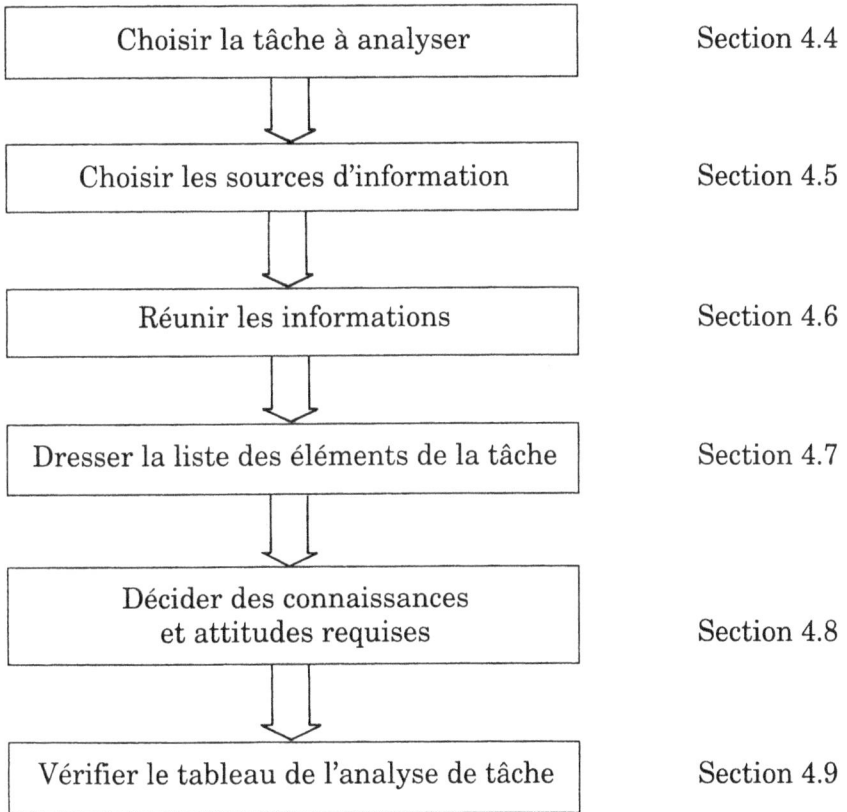

Choisir la tâche à analyser	Section 4.4
Choisir les sources d'information	Section 4.5
Réunir les informations	Section 4.6
Dresser la liste des éléments de la tâche	Section 4.7
Décider des connaissances et attitudes requises	Section 4.8
Vérifier le tableau de l'analyse de tâche	Section 4.9

Ce diagramme indique les étapes qui sont décrites à tour de rôle dans les sections 4.4 à 4.9.

4.4 Choisir la tâche

La première étape consiste à choisir la tâche qui doit être analysée. Nous avons retenu dans ce livre deux exemples. L'un est *«peser un nourrisson»* et l'autre *«convaincre une mère récalcitrante de faire vacciner son enfant»*. Dans les deux cas, il s'agit d'une tâche.

L'analyse de situation conduit à dresser une liste de tâches. Pour bien faire, il faudrait qu'une analyse soit effectuée pour chacune de ces tâches. Dans la pratique, cela prendrait trop de temps, si bien qu'au départ il faut simplement choisir quelques tâches. Peu importe en fait les tâches choisies, mais il semblerait préférable de commencer par des tâches familières ou qui sont souvent effectuées par les agents de santé.

4.5 Choisir les sources d'informations

Quand vous avez choisi les tâches que vous désirez analyser, vous devez décider comment trouver la façon dont on accomplit ces tâches. Pour y arriver, vous devez choisir une des sources citées ci-dessous, ou de préférence plusieurs:

Sources d'information pour une analyse de tâche

A Vous-même
B Manuels et livres de classe
C Observation des agents de santé au travail
D Conversations avec des enseignants, des administrateurs et des conseillers
E Conversations avec des agents de santé

Supposons que vous désiriez analyser la tâche qui consiste à administrer des injections intramusculaires. Si vous possédiez une bonne expérience de cette tâche, vous pourriez vous en servir comme principale source d'information. Vous pourriez comparer votre description de la tâche avec celle qui figure dans un livre de classe ou un manuel. Vous pourriez aussi vérifier si votre analyse est exacte en observant plusieurs agents de santé administrer des injections intramusculaires.

Voici les avantages et les inconvénients de chaque source d'information.

A *Vous-même*

Vous avez probablement une certaine expérience des tâches à analyser et vous devez donc en profiter. Vous êtes certainement la source d'information la plus commode.

Mais rappelez-vous que:

Vous n'avez peut-être pas une expérience suffisante ni celle qui convient. Avez-vous travaillé dans les mêmes conditions que celles dans lesquelles vos stagiaires vont travailler? Avez-vous travaillé avec le même genre de malades? Votre façon de faire est-elle vraiment la meilleure?

Même si vous êtes en mesure de répondre «*oui*» à ces questions, vous devez toujours comparer votre analyse avec au moins une autre source d'information.

B *Manuels et livres de classe*

Bien des tâches qu'accomplissent les agents de santé sont décrites dans des livres de médecine, dans des manuels pédagogiques et dans les directives publiées par le ministère de la santé ou l'OMS. Il est donc possible de préparer une analyse de tâche en s'inspirant d'une, ou de préférence plusieurs, sources de référence.

Mais rappelez-vous que:

Les manuels ou les livres de classe sont peut-être destinés à des stagiaires d'un niveau différent dans le système de santé, auquel cas les compétences sont décrites avec trop peu de détails ou de façon trop détaillée. De plus, le texte a peut-être été rédigé pour des pays différents ou des circonstances différentes.

Les tâches n'auront pas été décrites sous forme d'analyses de tâche, de sorte que vous devrez toujours modifier la présentation et ajouter votre propre expérience. Par exemple, vous avez peut-être choisi la tâche «*surveiller la croissance et le développement des enfants*». Un livre de classe vous donnera sans doute tous les renseignements d'ensemble, mais il est peu probable qu'il vous indique de façon exacte ce que les agents de santé dans votre pays doivent faire. Il se pourrait aussi que le livre décrive l'évolution normale du poids corporel et la nécessité d'un régime alimentaire approprié. Il vous faudra consigner de nouveau ces détails par écrit sous la forme d'une série de tâches, par exemple peser les enfants et noter leur poids, ou encore les examiner pour déceler les signes de malnutrition.

C *Observation des agents de santé au travail*

Avec cette méthode, vous choisiriez des agents de santé que leurs collègues jugent compétents et vous les regarderiez faire la tâche à analyser en prenant des notes sur tout ce qu'ils font ou disent. A la fin de la tâche, vous aurez probablement besoin de leur poser des questions sur les raisons pour lesquelles ils ont fait telle ou telle chose et sur ce qui serait arrivé si les circonstances avaient été légèrement différentes. Pour bien faire, vous devriez regarder la même personne faire des tâches semblables plusieurs fois et regarder aussi d'autres personnes faire la même tâche. Dans la pratique, cela prendrait sans doute trop de temps.

Si vous avez observé deux ou trois personnes travailler de la même façon, cela doit suffire.

Mais rappelez-vous que:

Les agents compétents veilleront tout particulièrement à bien travailler pendant que vous les observez. Il se peut qu'ils prennent alors des précautions inutiles. D'un côté, il se peut que des agents soient très compétents dans l'ensemble mais qu'ils ne fassent pas particulièrement bien la tâche que vous observez. Il y a encore un autre problème: peut-être que le jour où vous observez les gens au travail, les circonstances ne sont pas habituelles; par exemple, le malade peut être particulièrement peu coopératif. Ce que vous voyez alors n'est peut-être pas typique.

Une autre difficulté est que vous ne puissiez pas identifier tous les différents stades de la tâche ou que les événements se déroulent trop vite pour que vous puissiez tous les enregistrer. Par exemple, si vous regardez une sage-femme mettre au monde un enfant, vous la verrez probablement poser la main sur la tête du nouveau-né au moment où elle apparaît. Dans ce cas, il vous faudra demander à la sage-femme pourquoi elle fait cela, dans quelle direction elle appuie et quelle force elle y met.

D Conversations avec des enseignants, des administrateurs et des conseillers

Il est souvent utile de parler de la tâche avec des enseignants, des médecins, des infirmiers, des conseillers en formation ou des représentants du ministère de la santé.

Quand vous parlez à l'un de ces experts, ne lui demandez pas ce qu'il enseignerait. Employez plutôt la méthode du *jeu de rôles*.

Par exemple, vous pourriez commencer par dire: *«Imaginez que vous êtes un agent de santé sur le terrain. Supposons que je vienne vous voir et que je vous dise que je tousse beaucoup. Par quoi commenceriez-vous?»*

Il se peut que l'expert réponde: «*Eh bien, je commencerais par noter vos antécédents médicaux.*»

Cela est beaucoup trop vague et il vous faudrait donc continuer en interrogeant: «*Oui, mais que me diriez-vous exactement?*»

L'expert répondrait peut-être: «*Quand avez-vous commencé à tousser?*» ... et ainsi de suite.

De cette manière, vous pouvez reconstituer les actions, les décisions et les communications spécifiques que comporte la tâche.

Mais rappelez-vous que:

Les experts ne se rendent pas forcément compte de ce que sont les conditions sur le terrain. Ils comprennent bien ce qu'est le travail d'un agent de santé dans son ensemble, mais ils ne sont guère capables de le faire eux-mêmes.

E *Conversations avec des agents de santé*

Avec cette méthode, vous choisiriez un agent de santé ou un groupe d'agents généralement considérés comme faisant bien leur travail. Vous discuteriez ensuite avec eux d'une tâche précise comme indiqué plus haut, c'est-à-dire en employant le jeu de rôles et en évoquant des cas précis.

Cette méthode a pour avantage qu'on vous dira **vraiment** ce qui est pratique et réalisable sur le terrain. Vous connaîtrez aussi les expériences d'autres personnes.

Mais rappelez-vous que:

Il se peut que les agents de santé n'emploient pas les techniques les meilleures, peut-être parce qu'il y a longtemps qu'ils ont été formés. Ils risquent aussi d'avoir pris de mauvaises habitudes après leur formation.

Les sections qui précèdent vous montrent que chaque source d'information a ses avantages et ses inconvénients. Pour bien faire, il faut recourir à différentes sources d'information comme indiqué ci-après.

4.6 Réunir les informations

L'étape suivante consiste à recueillir les informations auprès des sources que vous avez décidé d'utiliser.

Utilisez votre expérience personnelle

Notez la façon dont vous concevez le déroulement de la tâche. Cela vous sera utile pour consigner par écrit votre expérience personnelle et organiser vos réflexions. Cela vous conduira aussi peut-être à vous apercevoir qu'il y a certains détails dont vous n'êtes pas sûr.

Consultez les manuels

Employez-les pour combler toutes les lacunes de votre propre expérience et comparez ce qui vous semble exact avec les livres de classe ou les manuels.

Discussion

Discutez des différences entre votre opinion et ce qui est indiqué dans les manuels ou les livres de classe avec des experts ou des agents de santé. Cela vous aidera à décider des actions que comporte la tâche.

Observation

Vérifiez votre analyse de tâche en observant les bons agents de santé au travail. Assurez-vous que la série d'actions que vous avez notée est réellement celle suivie par les agents. Vous ne devez pas inclure des actions pour lesquelles les agents n'ont pas été formés ou pour lesquelles ils ne sont pas équipés.

Réunir les informations signifie simplement indiquer par écrit les diverses étapes de la tâche (les éléments subsidiaires de la tâche). Pendant que vous les notez, ayez la bonne idée de poser les questions suivantes:

● Comment la tâche subsidiaire est-elle effectuée? La technique comporte-t-elle des points particuliers qu'il faut noter?

- Pour quelle raison faut-il faire cette tâche subsidiaire? Par exemple, quand on pèse un nourrisson, les aides-infirmiers doivent l'examiner pour déceler tout signe avant-coureur de malnutrition. Cela permettra de donner un traitement préventif **avant** que son état devienne grave.
- Comment les choses pourraient-elles mal tourner? Que se passerait-il si la tâche subsidiaire était mal exécutée? Par exemple, les mères pourraient être découragées d'amener leurs enfants au dispensaire si on les y traitait sans ménagement ou si elles devaient y attendre trop longtemps.

Tous ces points doivent être notés par écrit. Ils seront mis en ordre aux étapes suivantes.

4.7 Liste des éléments subsidiaires de la tâche

A ce stade, vous devez dresser une liste cohérente des tâches subsidiaires en vous inspirant des notes que vous avez prises. Vous pouvez rédiger cette liste sur une fiche d'analyse de tâche comme celle-ci:

Fiche d'analyse de tâche

Catégorie de personnel: Aide-infirmier		
Tâche: Peser un nourrisson dans un dispensaire de SMI		
Eléments de la tâche Actions (A) Décisions (D) Communications (C)	**Connaissances**	**Attitudes**
1. Demander à la mère d'enfiler la culotte de pesée à son nourrisson (C) 2. Vérifier et mettre à zéro l'aiguille de la balance (A/D) 3. Placer le nourrisson sur la balance (A) 4. Lire la balance (D) 5. Aider la mère à ôter la culotte de pesée (A) 6. Examiner le nourrisson pour déceler des signes physiques d'anomalies (principalement D)		

Les éléments de la tâche sont ce qui se passe:

- les actions,
- les communications,
- les décisions.

Vous devez enregistrer cela sur votre fiche dans l'ordre où cela se passe. Pour la tâche *«Peser un nourrisson»*, vous devez donc avoir une fiche comme celle qui sert ici d'exemple.

Les éléments subsidiaires de la tâche représentent les compétences que les élèves doivent acquérir. Ce sont les objectifs d'apprentissage du cours, mais ce ne sont pas les seuls objectifs d'apprentissage. D'autres objectifs d'apprentissage sont décrits dans la section suivante.

4.8 Choix des connaissances et des attitudes

Les éléments de la tâche sont la clé de la réussite d'un enseignement. Si les élèves sont capables de bien faire chacune des tâches subsidiaires, c'est que le cours est réussi.

Dans ce cas, pourquoi chercher à aller plus loin?

C'est parce que certaines des tâches subsidiaires nécessitent des connaissances ou des attitudes qui doivent être enseignées. Par exemple, les agents de santé doivent savoir ce qu'est un graphique pour pouvoir *«noter le poids du nourrisson sur une fiche de croissance»*. Les agents de santé doivent aussi apprendre quelle doit être l'attitude correcte avec les mères avant qu'ils puissent *«demander à la mère de déshabiller l'enfant»*. Sinon, les agents de santé risquent d'être impolis ou autoritaires et d'exécuter la tâche subsidiaire d'une manière peu satisfaisante.

Les tâches subsidiaires sont les *objectifs d'exécution* pour le cours. Les connaissances et les attitudes sont également importantes pour permettre aux agents de santé de s'acquitter des tâches subsidiaires. Ce sont les *objectifs de capacité* pour le cours.

Comment pouvez-vous décider quels doivent être les objectifs de capacité?

Pour prendre cette décision, vous devez vous poser des questions telles que: *«Pourquoi un élève pourrait-il mal exécuter cette tâche subsidiaire?»* ou bien *«Quelles règles ou quels faits l'élève doit-il connaître avant de prendre cette décision?»*.

Considérez, par exemple, la tâche subsidiaire *«Décider des remarques à faire à la mère»* (après la pesée du nourrisson). L'agent de santé doit décider en l'occurrence si la croissance du nourrisson est satisfaisante ou s'il y a un risque de malnutrition. Cette décision exige une connaissance du poids normal des nourrissons selon l'âge et des signes cliniques de malnutrition. Ces questions doivent être enseignées et elles constituent les objectifs de capacité pour cette tâche subsidiaire.

Considérez la tâche subsidiaire *«Faire une remarque»* (après la pesée du nourrisson). En l'occurrence, l'agent devra peut-être donner à la mère quelques conseils nutritionnels. Il lui faut pour cela connaître les pratiques alimentaires, les aliments de sevrage, la nourriture disponible sur place, etc. De plus, l'agent de santé devra donner ces conseils de façon judicieuse et en s'efforçant de fournir un appui à la mère. Pour cela, il devra témoigner du souci pour les difficultés auxquelles les mères sont confrontées: c'est une question d'attitude.

Vous pouvez de cette manière dresser une liste des connaissances et des attitudes nécessaires pour chacune des tâches subsidiaires figurant sur la fiche d'analyse de tâche. Une fois complétée, celle-ci devra ressembler plus ou moins à la fiche de la page 22. Notez bien que certaines tâches ne nécessitent aucune connaissance ou attitude particulière. Ne vous croyez pas obligé d'inscrire forcément quelque chose dans chaque espace sur la fiche.

4.9 Vérifier le tableau de l'analyse de tâche

Le tableau de l'analyse de tâche est maintenant complet. Toutefois, il ne faut pas l'utiliser avant qu'il ait été vérifié.

Si vous avez pris comme sources d'information votre propre expérience ou des livres ou des conversations, vous devez vérifier que ce que vous avez écrit corresponde bien à ce que font effectivement les agents de santé. Le seul moyen de vérification est d'observer les agents de santé exécutant la tâche sur le terrain.

Rappelez-vous aussi que les agents de santé appliquent peut-être encore des méthodes anciennes ou qu'on ne leur a jamais appris à exécuter la tâche de la meilleure façon. Vérifiez donc avec des experts la meilleure façon d'exécuter la tâche.

Vous découvrirez peut-être que la façon d'exécuter la tâche qui est supposée la meilleure n'est pas réaliste en fait parce que l'agent de santé n'a pas assez de temps, de ressources ou de formation. Dans ce cas, l'enseignant doit décider s'il doit former ses élèves à la meilleure méthode ou s'il doit limiter la formation à ce qui est réalisable sur le moment. L'analyse de tâche n'aide pas à prendre cette décision, mais elle aide à voir ces différences plus nettement.

4.10 Utilisation du tableau d'analyse de tâche

La valeur de l'analyse de tâche réside dans le fait qu'elle donne aux enseignants un état très clair des objectifs de leur cours. Ces objectifs se sont dégagés de la description de poste et de l'observation d'agents de santé expérimentés faisant leur travail. Ces objectifs doivent donc pouvoir contribuer à aider les agents de santé en formation à apprendre.

Analyse de tâche ⟶ Objectifs utiles

Quel est l'avantage d'avoir des objectifs utiles?

Les objectifs indiquent exactement aux enseignants ce que les élèves doivent apprendre. Ils aident donc les enseignants à s'assurer que le programme d'études comprenne bien tout ce qui est nécessaire. Ils les aident aussi à décider les détails qui peuvent être supprimés.

Analyse de tâche ⟶ Contenu utile

Les objectifs sont également utiles pour évaluer les élèves. Les tâches subsidiaires ou les tâches elles-mêmes doivent servir de questions d'examen dans la mesure du possible. Par exemple, le meilleur test pour la tâche *peser un nourrisson* consisterait à demander aux élèves d'assurer une consultation dans un dispensaire où l'on pèse les nourrissons. C'est le test idéal, mais on peut avoir du mal à l'organiser, si bien que l'on demandera aux élèves d'exécuter plutôt quelques-unes des tâches subsidiaires. Par exemple, il pourrait être demandé aux élèves d'inscrire le poids d'un nourrisson sur une fiche ou de décider quels conseils donner à une mère dont l'enfant âgé de 12 mois pèse 7 kg.

Analyse de tâche ⟶ Evaluation utile

Le dernier point est que l'analyse de tâche est la première étape dans le choix des méthodes d'enseignement. Si les élèves apprennent des faits ou des connaissances, un cours magistral sera une bonne manière d'enseigner. En revanche, s'ils doivent acquérir une compétence, il faut qu'ils puissent s'y exercer et le cours magistral ne leur sera alors guère utile. Par conséquent, quand les enseignants se demandent si les élèves doivent acquérir des compétences, des attitudes ou des connaissances, il leur faut penser aux méthodes d'enseignement.

Analyse de tâche ⟶ Choix de la méthode d'enseignement

4.11 Comment les enseignants peuvent-ils trouver le temps de faire une analyse de tâche?

Les enseignants sont très occupés et très peu d'entre eux auront le temps d'analyser plus d'une ou deux tâches. Voici donc quelques suggestions pratiques.

- Faites une ou deux analyses de tâche comme indiqué dans le présent chapitre. Utilisez plusieurs sources d'information et vérifiez les résultats sur le terrain. Cela prendra beaucoup de temps, mais ce sera du temps bien passé.
- Réfléchissez en fonction d'une analyse de tâche. Par exemple, quand vous préparez une leçon, décidez quels sont les faits qui **doivent être appris** et quels sont les faits moins importants. Si un fait donné serait inscrit dans la colonne *«connaissances»* de la fiche d'analyse de tâche, il faut l'enseigner; sinon, il faut probablement y renoncer.
- Apprenez à vos élèves à faire une analyse de tâche. C'est une des meilleures façons d'apprendre à exécuter une tâche. Quand un groupe d'élèves aura analysé quelques tâches, il sera capable de les enseigner à d'autres groupes (sous surveillance, bien sûr).

4.12 Une tâche moins simple

«Peser un nourrisson» est une tâche relativement simple. On peut l'analyser en observant les agents de santé au travail car la plupart d'entre eux suivent le même enchaînement d'étapes ou d'éléments de tâche. On peut citer comme autres exemples de tâches simples: *«administrer une injection intramusculaire»* et *«construire une latrine à fosse»*.

Cependant, d'autres tâches sont beaucoup moins précises et les méthodes pourront varier selon les agents. Par exemple, réfléchissez à la tâche *«persuader une mère de nourrir son enfant au sein»*. C'est beaucoup plus vague. Il y a bien des façons d'accomplir cette tâche. Aucune ne garantit qu'on réussisse à chaque fois, de sorte que chaque agent de santé devra élaborer sa propre méthode.

Mais alors, cela vaut-il la peine d'analyser ce type de tâche? La réponse est certainement *«oui»* parce que les élèves doivent apprendre à faire ces tâches moins précises. Un enseignant a au minimum l'obligation d'apprendre à ses élèves **une** façon d'accomplir une tâche, même s'il en existe plusieurs.

Il importe aussi de faire une analyse de tâche parce que cela montre souvent que les élèves ont besoin de beaucoup s'exercer aux aptitudes de communication et que les attitudes sont extrêmement importantes. Par conséquent, même si l'analyse de tâche ne montre pas l'**unique** façon d'accomplir une tâche, et peut-être même pas la meilleure, elle montrera une manière qui est acceptable et qui comprend les compétences, les connaissances et les attitudes fondamentales que les élèves doivent acquérir.

Regardez l'exemple ci-après qui analyse comment un agent de santé pourrait faire la tâche suivante: *«convaincre une mère récalcitrante, dans une région reculée, de faire vacciner son enfant»*.

Exemple

Tâche. Convaincre une mère récalcitrante, dans une région reculée, de faire vacciner son enfant

Eléments de la tâche Actions (A) Décisions (D) Communications (C)	Connaissances	Attitudes
1. Accueillir la mère (A)		Bienveillance, absence de préjugés
2. Découvrir les raisons du refus (C)	Motifs courants du refus (culturels, dus à la technique, préjugés dus à des récits de cas)	Sympathie, patience
3. Expliquer pourquoi la vaccination est bonne pour l'enfant	Motifs de la vaccination, effets, faits simples concernant les maladies évitées par la vaccination	
4. Expliquer l'importance pour la communauté de protéger tous les enfants à risque (C)	Moyens de propagation de la maladie, faits simples concernant l'immunité et les épidémies dans une communauté	Avoir confiance dans sa capacité d'aider
5. En cas de réussite, organiser avec la mère le rendez-vous au dispensaire (A)	Connaître à fond le programme de vaccination (dates, heures, lieu)	Sympathie, bienveillance
6. En cas d'échec, rechercher une personne susceptible de prendre la décision (A)	Responsable des décisions dans le milieu culturel local (époux, grand-mère, ancien du conseil villageois)	Tact
7. Recommencer 3 et 4 (C)		

Cette tâche peut être accomplie de différentes manières, mais l'exemple fourni indique bien quelques aspects importants qui sont probablement applicables à tous les pays.

1. La tâche n'implique que peu de connaissances des «questions médicales» telles que les types de vaccin ou les mécanismes de la vaccination.
2. L'accent est mis fortement sur les compétences en matière de communication, c'est-à-dire l'aptitude à parler aux gens, à leur expliquer, à les convaincre et à les écouter.
3. L'apprentissage qui aidera les élèves à acquérir les compétences, les connaissances et les attitudes requises consiste dans la pratique à parler aux gens et à les écouter, à préparer du matériel d'information et à rédiger des rapports.

4.13 **Résumé**

1. L'analyse de tâche est une méthode pour décrire exactement comment sont accomplis les éléments d'un travail (les tâches).
2. Les enseignants doivent se servir de l'analyse de tâche pour:

   - définir les objectifs d'un cours;
   - décider du contenu des cours;
   - choisir les questions pour les examens et les contrôles;
   - choisir les méthodes d'enseignement.

3. Les enseignants doivent analyser au moins une ou deux tâches de façon complète. Ils doivent envisager d'apprendre à leurs élèves comment réaliser une analyse de tâche.

CHAPITRE 5

Mise au point du programme d'études

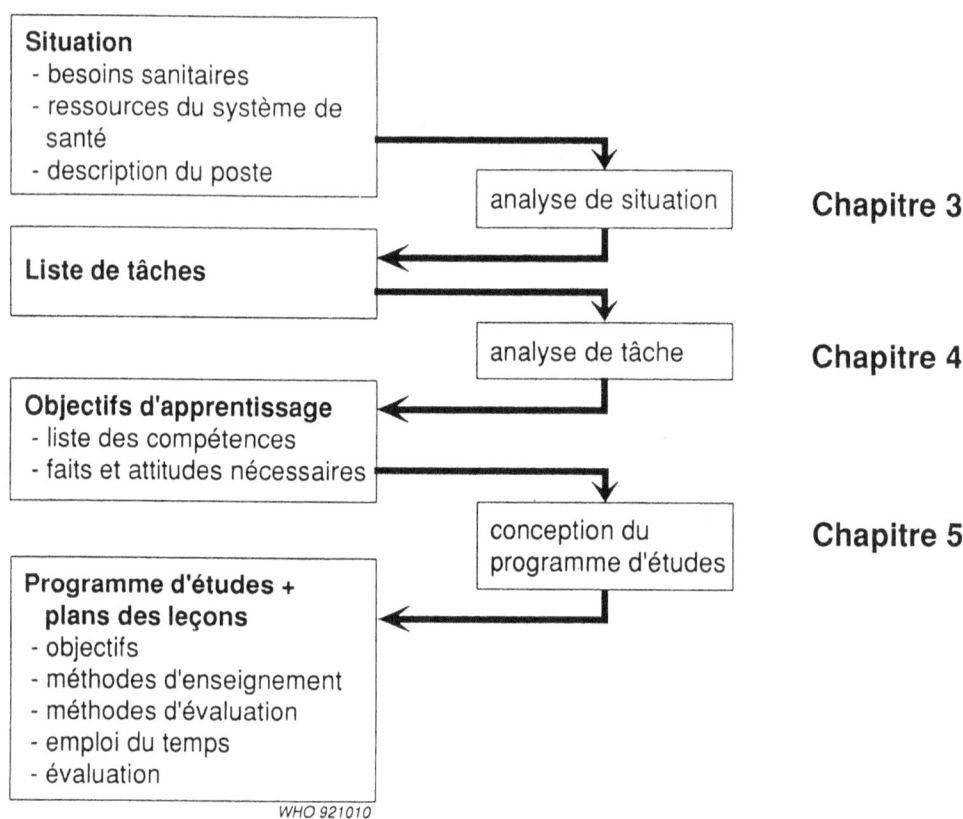

Le présent chapitre explique comment utiliser les résultats de l'analyse de situation et de l'analyse de tâche pour planifier et évaluer le programme d'études.

5.1 Qu'est-ce qu'un programme d'études?

Le mot programme peut être utilisé de deux manières. D'une part, il peut signifier ce qui se passe effectivement pendant le cours: les conférences, les travaux pratiques avec les malades, etc. D'autre part, il peut désigner la description écrite de ce qui se passe. Dans ce chapitre, il s'agira du programme écrit.

Que doit comprendre un programme d'études?

Un programme d'études écrit est nécessaire pour aider les enseignants à organiser le cours. Il doit contenir les informations nécessaires pour garantir que le cours se déroulera de façon satisfaisante, par exemple:

1. L'objectif du cours, c'est-à-dire les tâches et les éléments de tâche que les élèves doivent apprendre.
2. Les méthodes générales qui doivent être employées pour enseigner aux élèves les divers objectifs.
3. L'heure et le lieu où l'enseignement sera donné, c'est-à-dire un emploi du temps.
4. Les méthodes employées pour évaluer le travail des élèves.

5.2 Les plans de cours et le programme d'études

Un programme écrit est nécessaire pour maintenir la bonne organisation de l'ensemble du cours. De même, un plan de cours est nécessaire pour organiser une séance d'enseignement. Cela exige le même genre d'informations: les objectifs, les méthodes d'enseignement, l'emploi du temps, peut-être aussi quelques remarques sur les méthodes d'évaluation.

Il est indispensable de mettre par écrit le programme de l'ensemble des cours. Par contre, beaucoup de bons enseignants n'ont pas besoin d'écrire le plan de leurs cours. Il y a beaucoup de bonnes raisons pour que les enseignants mettent par écrit un plan de cours. Dans la pratique, le temps disponible est compté et les enseignants qui ont déjà une bonne expérience peuvent souvent se passer d'un plan écrit ou se contenter de quelques notes succinctes.

Un plan de cours est un programme d'études à petite échelle.

Le chapitre 10 contient des suggestions sur les moyens par lesquels les enseignants peuvent planifier les séances d'enseignement (c'est-à-dire établir des plans de cours).

5.3 Quand les enseignants doivent-ils participer à la mise au point des programmes d'études?

Les enseignants participent souvent à la planification du programme d'études en tant que membres de l'équipe chargée de mettre au point un cours entièrement nouveau ou d'améliorer un cours déjà existant. Ou bien, il peut leur être demandé de commenter un programme d'études préparé par d'autres. Quand ils enseignent un programme, il faut qu'ils participent à sa mise au point parce qu'ils doivent essayer de trouver les moyens de l'améliorer.

5.3 Planification de la structure d'un cours

Les cours destinés aux agents de santé nécessitent beaucoup de planification. La première étape doit consister à mettre en place la structure du cours, c'est-à-dire à fractionner l'ensemble en éléments plus restreints qui peuvent être analysés plus facilement.

Il est évidemment très important de s'assurer que cette structure facilitera autant que possible l'apprentissage des élèves. Regardez l'exemple ci-dessous qui rend l'étude plus difficile.

Un mauvais exemple de structure de cours

Cours pour le personnel infirmier communautaire

Sujet	Heures
Anatomie et physiologie	90
Microbiologie	30
Psychologie	60
Sociologie	60
Hygiène	60
Nutrition	60
Principes fondamentaux des soins infirmiers	210
Soins infirmiers communautaires I	225
Soins infirmiers communautaires II	120
Soins infirmiers communautaires III	345

Ce cours est mal structuré pour plusieurs raisons:

- Les cours de sciences fondamentales donnent probablement beaucoup plus de détails qu'il n'en faut pour l'emploi prévu. Les élèves perdent donc du temps à apprendre des faits inutiles.
- Les connaissances fondamentales (par exemple, sociologie, nutrition) sont enseignées tout à fait séparément de leur application (soins infirmiers communautaires).

- Les différents cours (microbiologie, psychologie, sociologie, etc.) indiquent que l'emploi du temps est probablement établi à partir de courtes périodes d'enseignement strictement limitées.

Il serait préférable d'organiser le programme d'études en partant des tâches que doit accomplir le personnel infirmier communautaire.

Exemple: une structure de cours établie d'après les tâches

Hygiène communautaire: approvisionnement en eau, stockage des produits alimentaires et élimination des déchets.
Santé de la famille: nutrition et éducation pour la santé.
Santé maternelle et infantile.
Obstétrique.
Prévention des maladies transmissibles et lutte contre celles-ci.
Secourisme et soins médicaux d'urgence.
Formation des agents sanitaires de village.
Promotion du développement communautaire.

Cette structure est conçue pour former les élèves à faire exactement le même travail qu'avec l'exemple précédent, mais elle comporte plusieurs différences importantes.

- L'ensemble du cours est destiné à donner aux élèves les compétences nécessaires pour faire leur travail.
- Les élèves apprennent la théorie fondamentale en même temps que ses applications pratiques. Cela permettra vraisemblablement un apprentissage à la fois plus rapide et plus sérieux parce que les élèves comprennent exactement pourquoi il leur faut apprendre la théorie.
- L'emploi du temps peut être beaucoup plus souple. Cela facilite l'organisation de périodes de travail plus longues, par exemple pour la réalisation d'un projet ou pour un stage pratique surveillé au sein de la communauté. On échappe ainsi au schéma rigide des cours d'une heure.

Construisez le programme d'études à partir des tâches que les élèves ont besoin d'apprendre.

5.5   Quelles sortes de méthodes d'enseignement emploiera-t-on?

Beaucoup de cours pour agents de santé comportent trop d'instruction en salles de classe et sont trop consacrés à l'enseignement des faits.

Si vous dressez une liste de ces tâches pour n'importe quelle catégorie d'agents de santé, vous vous apercevrez que, pour la plupart des tâches, il faut:

- se servir de ses mains (par exemple pour administrer une injection);
- prendre des décisions (par exemple décider si une toux est un symptôme de pneumonie);
- communiquer (par exemple expliquer à une mère la nécessité d'inclure des protéines dans le régime alimentaire).

Vous devez donner aux élèves l'occasion d'exercer ces compétences pendant le cours. Malheureusement, cela prend souvent beaucoup de temps et c'est difficile à organiser. Il est peut-être plus facile et plus rapide de donner beaucoup de cours magistraux, mais les élèves ne pourront pas acquérir les compétences nécessaires.

Le programme d'études doit comprendre assez de temps pour que les élèves puissent s'exercer aux tâches qu'ils doivent apprendre. Pour cela, ils devront parfois travailler au sein de la communauté, par exemple dans un hôpital ou dans un centre de santé à proximité. Ils pourront quelquefois s'exercer les uns avec les autres dans la salle de classe. On trouvera des suggestions précises de méthodes d'enseignement dans la deuxième partie. En planifiant le programme d'études, les enseignants doivent accorder assez de temps à ces exercices.

Il est impossible de préciser combien de temps convient à chaque cours mais, dans la plupart des cas, il faudrait réserver beaucoup plus de temps aux travaux pratiques qu'à l'enseignement théorique.

Plus de temps pour la pratique   Moins de temps pour la théorie

---

5.6   Quel genre de méthodes d'évaluation doit-on employer?

Il importe que le cours soit préparé en fonction du travail que les élèves apprennent à faire. Par conséquent, l'évaluation doit servir à vérifier si les élèves peuvent faire ce travail. On appelle cette approche le *contrôle de l'exécution*. Cela signifie que les méthodes d'évaluation comme celles qui reposent sur des questionnaires à choix multiples ou sur des dissertations sont employées moins souvent. De telles méthodes ne vérifient habituellement que les connaissances des élèves. D'autres méthodes d'évaluation comme celles qui reposent sur les études de cas et les dossiers sont utilisées plus fréquemment. Ces méthodes permettent de vérifier les compétences et les attitudes importantes.

On trouvera d'autres précisions sur les méthodes d'évaluation dans la troisième partie.

5.7 Evaluation du programme d'études

Il faut évaluer les élèves pour voir s'ils ont acquis les compétences et les faits nécessaires. De même, le programme d'études doit être examiné pour voir si des modifications s'imposent. On appelle ce processus l'évaluation du programme d'études.

Le but de l'évaluation du programme d'études est de savoir s'il est réussi et de trouver des moyens de l'améliorer. Le principe de l'évaluation est de déterminer si les élèves apprennent à faire leur travail de façon satisfaisante.

On peut évaluer le programme d'études en soumettant les élèves à des épreuves à la fin du cours. Si les élèves sont reçus à leurs examens, cela donne à penser que le cours a été assez bon. Toutefois, les examens doivent correspondre au cours et s'appuyer sur le travail que les élèves sont formés à faire. De plus, le cours est destiné à aider les élèves à atteindre un niveau satisfaisant, mais il peut prendre beaucoup plus de temps que c'est nécessaire.

On peut aussi évaluer le programme d'études en observant la qualité du travail effectué par les élèves après leur départ de l'école ou du collège.

Exemple: évaluation en cours d'emploi

Dans une région, on avait formé un groupe d'agents de santé à faire un certain nombre de tâches. L'une de ces tâches consistait à mener à bien un programme de vaccination. Au bout de quelques mois, on s'est aperçu que beaucoup de mères amenaient leurs enfants à la première séance mais que quelques-unes seulement revenaient pour la seconde injection nécessaire.

Remarques

De toute évidence, cette partie du programme de formation n'était pas satisfaisante.

Le programme peut ne pas avoir réussi pour plusieurs raisons:

- peut-être les agents de santé avaient-ils trop d'autres responsabilités, si bien qu'ils n'avaient pas eu le temps d'expliquer aux mères la nécessité d'une seconde injection;
- peut-être le programme n'avait-il pas appris aux agents de santé à bien communiquer;
- peut-être le programme n'avait-il pas réussi à enseigner aux agents de santé les attitudes correctes.

5.8   Méthodes d'évaluation du progamme d'études

Analyse des besoins sanitaires

Dans l'exemple ci-dessus, la faiblesse du programme de formation — ou du programme d'études — a été mise en évidence par l'analyse des statistiques sanitaires pour le district. C'est la meilleure façon d'évaluer un programme d'études, bien que ce ne soit pas toujours possible. C'est la meilleure façon parce que la raison d'être du programme d'études est de former des gens à résoudre des problèmes sanitaires. Si les agents de santé peuvent résoudre les problèmes, c'est que le programme d'études est probablement satisfaisant. Sinon, il faut peut-être l'améliorer.

Il existe habituellement des statistiques sanitaires pour des sujets précis tels que:

— le nombre d'enfants vaccinés,
— le nombre de naissances vivantes,
— le nombre de décès de nourrissons,
— le nombre de cas de maladie.

S'il existe des statistiques, elles peuvent aider l'enseignant à déterminer les parties du programme d'études qui ont besoin d'être améliorées.

Toutefois, rappelez-vous que certaines des tâches pour lesquelles les agents de santé ont été formés ne peuvent pas apparaître clairement dans les statistiques. De plus, dans bien des régions les informations recueillies peuvent n'être ni fiables ni complètes. Par exemple, il est possible que le nombre de cas de diphtérie signalés augmente parce que le système de notification a été amélioré, et non pas parce que plus de gens sont atteints de diphtérie.

Etudes sur des situations critiques

L'étude des situations critiques est une méthode assez simple pour apprendre, en interrogeant les agents de santé eux-mêmes, si un programme d'études est réussi. L'enseignant demande à un agent de santé expérimenté de décrire cinq ou six épisodes récents auxquels il ne s'est pas estimé en mesure de faire face. Ces épisodes sont appelés *situations critiques*. On répète ensuite ce genre de question auprès d'un échantillon d'agents de santé récemment formés. Cette approche permet à l'enseignant d'obtenir une image des situations qui ont posé des problèmes aux agents de santé.

Certaines de ces situations critiques peuvent être très inhabituelles ou rares. Dans certains cas, il n'est peut-être pas nécessaire de modifier le programme d'études. S'il n'y a qu'un seul agent de santé qui affirme qu'une certaine situation lui cause des difficultés, alors que tous les autres déclarent pouvoir y faire face, il n'est probablement pas nécessaire de prendre des mesures. En revanche, si plusieurs agents de santé disent avoir des difficultés dans des situations semblables, il faut certainement revoir le programme d'études.

Les rapports d'inspecteurs

Dans beaucoup de pays, le travail que font les agents de santé est surveillé. Dans certains cas, cette surveillance est presque continuelle, par exemple dans les salles d'hôpital. Dans d'autres cas, elle est très limitée, par exemple quand l'agent de santé travaille seul dans un village d'une région reculée. La valeur des rapports d'inspection est donc très variable d'un cas à l'autre.

Cependant, tous ces rapports peuvent être plus utiles s'il est demandé aux inspecteurs de faire des remarques sur certains points précis. Par exemple, si vous avez essayé d'enseigner différemment une certaine partie du programme d'études, demandez aux inspecteurs s'ils remarquent une différence dans la façon dont les nouveaux agents de santé font ce travail particulier. Les inspecteurs peuvent aussi aider en signalant les tâches que les élèves font bien ou mal à la fin d'un cours.

Il peuvent aussi signaler les tâches qui sont mal enseignées. Par exemple, il se peut qu'on n'ait pas appris aux élèves les traditions locales ni comment collaborer avec les conseils de village.

Si l'enseignant demande l'avis des inspecteurs puis prend des mesures en conséquence, il rendra le programme d'études plus efficace.

5.9 Evaluation des cours

Les cours peuvent et doivent être évalués. C'est tout aussi important que l'évaluation du programme d'études.

En gros, on emploie les mêmes méthodes. Après un cours (ou peut-être une série de cours), l'enseignant doit déterminer ce que les élèves ont appris. Cette évaluation doit reposer sur un contrôle de l'exécution, l'enseignant devant déterminer si les élèves sont capables d'effectuer les tâches pour lesquelles ils ont été formés.

Si les élèves ne peuvent pas exécuter les tâches, l'enseignant doit modifier le contenu des cours ou les méthodes d'enseignement.

5.10 Résumé

1. L'objectif d'un programme d'études ou d'un cours doit être de donner aux élèves les compétences et les connaissances dont ils auront besoin pour faire leur travail.
2. Le contenu doit être mis au point à partir des «*tâches*».
3. Le programme d'études doit consacrer une bonne partie du temps à la pratique des compétences en matière de communication, de réflexion et d'utilisation du matériel.
4. L'évaluation peut entraîner des modifications du contenu ou des méthodes d'enseignement.

PARTIE

2

Comment vous pouvez aider vos élèves à apprendre

CHAPITRE 6

Introduction aux méthodes d'enseignement

La partie 1 traitait de **ce que** vos élèves doivent apprendre. La présente partie explique **comment** vous pouvez le leur enseigner. Les deux parties doivent être lues et utilisées ensemble parce que les élèves ne seront bien formés que si l'enseignant applique de bonnes méthodes **et** enseigne les compétences requises.

La partie 1 soulignait qu'il importe de former les élèves à **faire un travail** plutôt qu'à simplement **le connaître.** De même, la présente partie de ce livre insiste surtout sur *«l'apprentissage par l'action»* au lieu de simplement laisser les élèves écouter le cours. Ce principe pourrait être résumé par le vieux proverbe chinois:

«On entend et on oublie... On voit et on se souvient... On fait et on comprend».

Le but consiste donc ici à vous aider à choisir la meilleure méthode d'enseignement pour chaque partie du cours et à vous conseiller sur l'emploi efficace de chaque méthode.

Le plan de cette partie de l'ouvrage est le suivant. Le chapitre 6 donne des conseils d'ordre général sur des problèmes tels que la manière de motiver les élèves et de faire en sorte que les matières enseignées leur paraissent valables. Les trois autres chapitres décrivent des méthodes particulières qui peuvent être utilisées pour enseigner les attitudes (chapitre 7), les compétences (chapitre 8) et les connaissances (chapitre 9). Le chapitre 10 récapitule toutes ces idées en décrivant la façon de planifier une leçon.

6.1 Le rôle de l'enseignant

Comment l'enseignant peut-il aider ses élèves à apprendre? On pensait naguère que les enseignants devaient expliquer le plus de choses possible à leurs élèves afin de leur transmettre leur savoir. Aujourd'hui, les enseignants s'organisent pour que les élèves acquièrent de l'expérience en travaillant dans des centres de santé. Ils peuvent aussi conseiller aux élèves de lire quelques pages d'un manuel, puis poser des questions pour que les élèves en discutent en groupe. Par tous ces moyens l'enseignant aide les élèves à apprendre.

Certains enseignants estiment qu'eux seuls doivent parler. Ils croient qu'ils n'enseignent pas réellement s'ils ne transmettent pas de nouvelles informations à leurs élèves. Or, ils ont tout à fait tort.

Lorsqu'un enseignant fait un cours magistral et que ses élèves n'apprennent rien, il parle mais il n'enseigne pas.

Les chapitres qui suivent expliquent les différentes façons dont vous pouvez aider les élèves à apprendre. Peut-être en employez-vous déjà quelques-unes. Vous estimerez peut-être que certaines de ces méthodes ne conviennent pas à vos élèves. Pourtant, toutes les méthodes décrites ont été employées par des enseignants. Même si vous ne pouvez pas appliquer une méthode exactement comme elle est décrite ici, vous serez probablement en mesure de l'adapter afin de pouvoir l'utiliser.

N'oubliez pas qu'il est toujours difficile de changer quelque chose. Il est plus facile pour les enseignants de continuer d'appliquer les mêmes méthodes pédagogiques. Une fois que vous avez mis au point une série de cours, vous avez peu d'efforts à faire pour la répéter année après année. Si vous voulez essayer de nouvelles idées, il vous faut travailler davantage pour qu'elles s'imposent. Pour certains élèves, il sera difficile d'utiliser quelques-unes des formes d'apprentissage plus actives. Vous devez expliquer à vos élèves ce que vous cherchez à faire et les intéresser aux nouvelles méthodes d'enseignement. Si les élèves ont été habitués à rester à leur place dans la classe en écoutant simplement l'enseignant, ils trouveront gênant de chercher à apprendre par eux-mêmes. Il vous faut donc comprendre ce sentiment et rassurer les élèves en leur disant qu'ils peuvent apprendre par leur expérience personnelle — moyennant quelques orientations de votre part.

6.2   Est-ce que vous enseignez bien?

Vous trouverez ci-dessous une liste de questions sur votre propre enseignement auxquelles vous devez répondre. Si vous pouvez répondre «*oui*» à la plupart des questions, vous enseignez probablement d'une manière satisfaisante. Si vous répondez «*non*» ou si vous n'êtes pas très sûr de ce que signifie la question, reportez-vous à la section qui y correspond. Par exemple, les trois premières questions portent sur la «*clarté*», sujet traité dans la section 6.3.

Clarté (section 6.3)

Les élèves peuvent-ils entendre ce que vous dites et lire ce que vous
écrivez?

Employez-vous un langage simple?
Utilisez-vous des auxiliaires visuels?
Récapitulez-vous les points principaux?

Rendre votre enseignement valable pour les élèves (section 6.4)

Faites-vous le lien entre ce que vous dites et la vie de vos élèves?
Donnez-vous beaucoup d'exemples?
Faites-vous le lien entre ce que vous dites et le travail que vos élèves
   auront à faire?

Apprentissage actif (section 6.5)

Posez-vous des questions à vos élèves?
Demandez-vous à vos élèves d'appliquer leurs informations à la
   solution des problèmes?
Faites-vous en sorte que vos élèves puissent s'exercer à la réflexion
   et aux compétences pratiques?

Rétro-information (section 6.6)

Dites-vous à vos élèves si leur travail est bien fait?
Signalez-vous les erreurs ou les fautes?
Expliquez-vous aux élèves comment ils pourraient mieux travailler?

Contrôle de l'acquisition (section 6.7)

Vérifiez-vous que tous vos élèves ont bien compris chaque point?
Vérifiez-vous fréquemment que chaque élève a bien acquis les
   compétences et les connaissances nécessaires?

Différences entre les individus (section 6.8)

Permettez-vous à vos élèves de travailler à des rythmes différents?
Encouragez-vous vos élèves à apprendre à leur propre manière?
Employez-vous plusieurs méthodes d'enseignement?

Intérêt manifesté (section 6.9)

Montrez-vous à vos élèves que vous avez à cœur qu'ils réussissent?
Préparez-vous à fond vos cours?
Ecoutez-vous les commentaires de vos élèves sur votre enseignement?

6.3 **Clarté**

Il va de soi que votre enseignement doit être clair. Les élèves doivent pouvoir entendre ce que vous dites et lire ce que vous écrivez. Tous les enseignants croient que ce qu'ils disent et écrivent est clair, mais ont-ils raison? Vos élèves peuvent-ils lire ce que vous écrivez? Demandez à un autre enseignant de s'asseoir au fond de la classe et de vous dire s'il peut vous voir et vous entendre clairement. A la fin d'un cours, regardez votre tableau noir pour voir s'il est présenté d'une manière nette. Pouvez-vous relire votre propre écriture? Non? Alors, les élèves ne le pourront certainement pas non plus.

Il se peut que les élèves entendent les paroles que vous dites, mais sans les comprendre. Si vous utilisez des mots qui ne sont pas familiers aux élèves ou si vous employez une forme de langage différente de la leur, il leur sera difficile d'apprendre. Veillez bien à parler d'une manière que les élèves puissent comprendre.

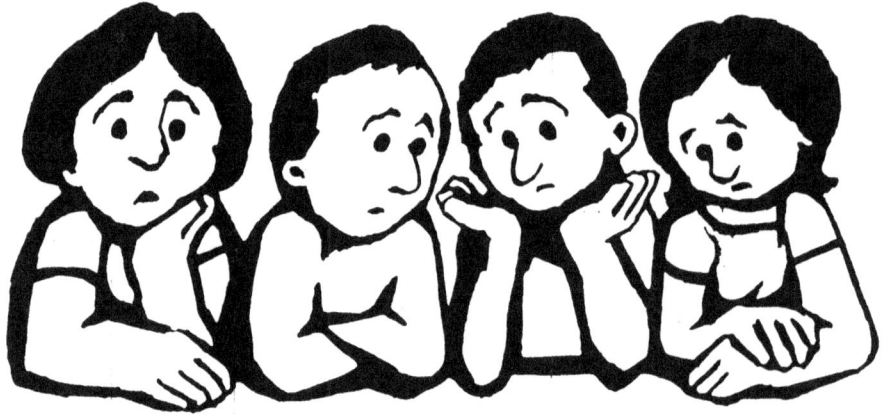

WHO 91592

Il se peut que les élèves puissent entendre vos paroles mais sans réellement les comprendre.

Pour vous aider à écrire clairement ou à faire des schémas clairs, vous pouvez utiliser des auxiliaires visuels tels que des graphiques, des affiches, des flanellographes, voire un projecteur pour diapositives ou un rétro-projecteur. Tout cela permet d'être plus clair. La section 9.7 contient des conseils utiles à ce sujet.

La plupart des enseignants utilisent un tableau noir ou l'équivalent. A la fin du cours, le tableau est parfois couvert de mots dans tous les sens et de graphiques mal faits. Décidez **avant** le début du cours ce que vous mettrez au tableau. Puis, pendant le cours, écrivez les mots ou les phrases clés pour qu'ils mettent en évidence la structure du cours. N'oubliez pas que les élèves ont tendance à copier les mots et la disposition que vous mettez au tableau. Assurez-vous que ce que vous écrivez aurait bonne allure dans les notes des élèves.

A la fin du cours, récapitulez les points principaux comme indiqué dans ce livre.

Résumé

Assurez-vous que vos élèves peuvent entendre ce que vous dites et lire ce que vous écrivez. Vérifiez aussi que vos élèves comprennent les mots que vous employez.

A la fin du cours, récapitulez les points principaux.

6.4 Rendre votre enseignement valable pour les élèves

Exercice

Regardez les deux diagrammes ci-dessous pendant deux ou trois secondes.

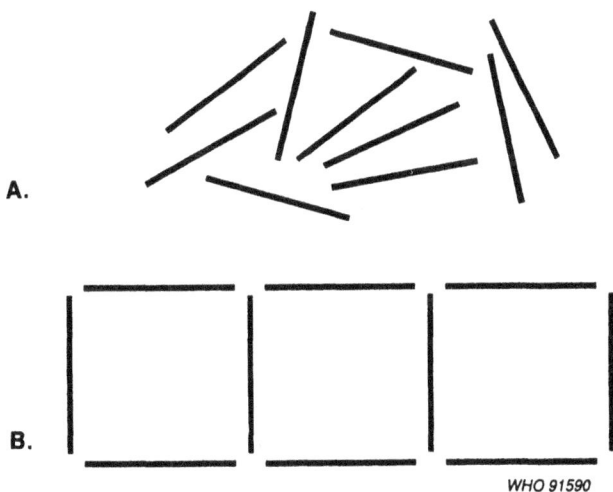

A.

B.

WHO 91590

Puis fermez le livre et essayez de reproduire les deux diagrammes. Reprenez ensuite votre lecture.

Remarques

Vous pourriez probablement dessiner le diagramme B. C'est une disposition qui a un sens: trois carrés réunis. Il était probablement beaucoup plus difficile de se souvenir du diagramme A. Il n'avait ni forme ni signification. Pourtant, dans les deux cas, il y avait exactement le même nombre de lignes.

En quoi cela concerne-t-il l'enseignement? Le diagramme dont vous vous souvenez plus facilement a *«une signification»*. Il est semblable à des formes que vous avez déjà vues. Si vous parvenez à donner une signification à votre enseignement, vos élèves apprendront plus facilement.

Comment y parvenir dans la pratique? Voici quelques suggestions.

a) **Expliquez à l'avance ce que vous allez dire.** Pour cela, vous pouvez dire aux élèves quels sont les objectifs d'une partie du cours. De cette façon, ils sauront ce qu'ils doivent apprendre et ils trouveront plus facilement un sens à votre enseignement.

b) **Essayez de faire le lien entre ce que vous enseignez et la vie de vos élèves.** Vos élèves auront déjà une grande expérience qui est utile et importante. Par exemple, quand vous parlez d'assainissement, tâchez de découvrir ce que vos élèves savent à ce sujet. Vous pourrez ensuite baser votre enseignement sur leurs connaissances. Ne partez pas du principe que vos élèves ne savent rien du sujet que vous enseignez. Quand vous parlez de maladies comme la schistosomiase, tâchez de savoir si vos élèves connaissent des gens qui en sont atteints. Si vous agissez ainsi, l'enseignement aura une signification pour les élèves.

Ce livre a pour but de faire en sorte que les idées aient pour vous une signification en vous les expliquant sous forme de problèmes que vous rencontrerez dans votre enseignement.

c) **Expliquez les mots nouveaux.** Quand vous donnez des informations aux élèves, il vous faudra employer des mots et des concepts nouveaux. Certains enseignants aiment les mots longs et compliqués pour montrer combien ils sont intelligents. C'est évidemment une attitude à éviter, mais il vous faudra pourtant bien employer certains mots nouveaux. Quand vous le faites, définissez-les avec soin. Vous devrez aussi utiliser beaucoup d'exemples pour en expliquer le sens et, si possible, vous arranger pour que les élèves s'exercent à employer ces mots, dans une discussion ou par écrit. Ainsi, vos élèves commenceront à mieux saisir le sens des mots ou des concepts que vous employez.

Exemples d'explication d'une idée nouvelle

Par exemple, vous voudrez peut-être expliquer aux élèves le principe de la circulation du sang. Cela exigera l'emploi d'un terme peut-être nouveau pour eux: «*circulation sanguine*». Cela introduira aussi l'idée du sang qui chemine dans tout l'organisme, notion également peu familière. Pour enseigner cette idée, vous pourriez définir le terme de circulation puis demander aux élèves de penser à d'autres choses qui circulent, telles que l'argent ou les automobiles.

Encouragez ensuite vos élèves à **employer** ce concept. Par exemple, demandez-leur de vous dire quels sont les effets de la circulation sanguine. Peut-être diront-ils qu'elle permet d'acheminer certaines substances d'une partie de l'organisme à une autre. Ils décriront peut-être ce qui arriverait si le corps était profondément entaillé. Ainsi, vos élèves parviendront vite à comprendre le principe en question.

d) **Prenez des exemples.** Quand vous décrivez une idée nouvelle ou une méthode de traitement, donnez des exemples. Vous pouvez parler d'une expérience que vous avez eue récemment. Mieux encore, vous pourrez parler d'un malade que les élèves viennent de voir ou de l'approvisionnement en eau d'un village qu'ils connaissent.

Remarquez que ce livre emploie beaucoup d'exemples pour expliquer les idées.

e) **Faites le lien entre l'enseignement et le travail que les élèves auront à faire.** Les informations et les compétences auront beaucoup plus de sens si les élèves savent comment ils s'en serviront dans leur travail. Vous voudrez, par exemple, que vos élèves sachent utiliser un microscope. Certains d'entre eux s'intéressent au microscope, tandis que pour d'autres le sujet présentera moins d'intérêt, de sorte qu'ils n'apprendront pas bien. Pourtant, si vous expliquez aux élèves qu'ils utiliseront un microscope en travaillant comme moyen de confirmer le diagnostic de maladies courantes, alors il y a des chances qu'ils seront beaucoup plus intéressés et qu'ils apprendront mieux. L'apprentissage aura plus de sens pour les élèves.

Résumé

Vous pouvez aider vos élèves à apprendre en vous assurant que ce que vous enseignez a un sens pour eux.

— Expliquez à l'avance ce que vos élèves sont censés apprendre.
— Faites le lien entre ce que vous enseignez et la vie des élèves.

— Expliquez les mots nouveaux et les idées nouvelles.
— Donnez beaucoup d'exemples pour expliquer ce que vous voulez dire.
— Faites le lien entre l'enseignement et le travail que les élèves auront à faire.

6.5   Apprentissage actif

Beaucoup d'expériences ont montré que les élèves n'apprennent pas grand-chose quand ils écoutent un enseignant qui donne un cours.

Ils en apprennent un peu plus quand l'enseignant écrit au tableau noir et se sert de diagrammes et d'illustrations. Les élèves peuvent ainsi voir ce qu'ils doivent apprendre et non pas simplement écouter. Mais, là encore, le résultat est assez maigre.

Pour aider les élèves à apprendre, vous devez leur donner quelques exercices à faire, par exemple répondre à des questions, rédiger des notes ou expliquer une idée (à un camarade ou à toute la classe). Les élèves devront aussi s'entraîner à exercer toutes compétences que vous leur aurez apprises. L'importance de ces exercices est mise en évidence par le proverbe chinois déjà cité au début de ce chapitre.

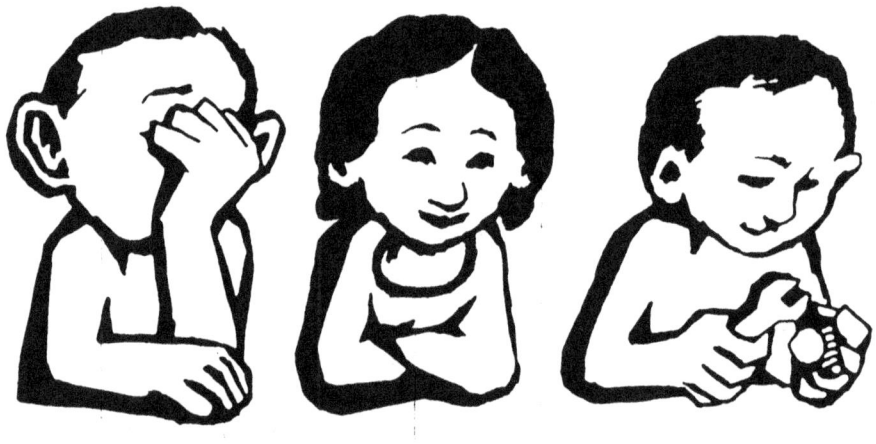

WHO 91593

«On entend et on oublie ... On voit et on se souvient ... On fait et on comprend».

Bien entendu, certains exercices seront plus utiles que d'autres. En général, l'exercice doit obliger les élèves à **utiliser** l'information plutôt qu'à simplement la répéter. Les livres et les polycopiés peuvent aussi contribuer à l'apprentissage actif. Pour illustrer la méthode, voici un exercice que vous pouvez faire.

Exercice

Supposez que vous appreniez à vos élèves à prendre la température d'un malade. Parmi les activités suivantes, quelles sont celles qui seraient les plus utiles une fois que vous avez expliqué comment accomplir cette tâche?

A. Lire un passage d'un manuel sur la façon de prendre la température.
B. Copier les notes que vous avez écrites au tableau noir.
C. Noter la façon de prendre la température en employant leurs propres termes.
D. Inscrire la température figurant sur cinq dessins d'un thermomètre.
E. Utiliser un thermomètre pour prendre la température d'un autre élève.
F. Calculer le changement de volume de 5 cm³ de mercure quand la température passe de 10 °C à 40 °C.

Inscrivez vos réponses et donnez vos raisons.

Remarques

A l'exception de F, toutes les activités valent mieux qu'aucune. L'activité E est probablement la plus utile parce que les élèves devront employer toutes les informations que vous avez données. Ils devront lire le thermomètre, mais aussi employer des techniques d'asepsie, faire descendre le mercure, placer le thermomètre comme il faut sous la langue, etc.

L'activité D est également utile car certains élèves peuvent avoir du mal à lire une graduation. Elle permettra à l'enseignant de savoir exactement quels sont les élèves qu'il faut aider particulièrement.

L'activité C est meilleure que l'activité B parce que les élèves doivent expliquer la tâche eux-mêmes au lieu de simplement copier l'explication donnée par l'enseignant.

L'activité A vaut peut-être la peine d'être faite pour donner l'occasion d'expliquer les points du manuel qui seraient difficiles à comprendre.

L'activité F est probablement inutile parce que les élèves n'auront pas à faire ce genre de calcul dans leur travail. Elle fait perdre du temps et risque de semer la confusion dans l'esprit des élèves.

Vous ne devez pas faire **toutes** les activités. Certaines seront peut-être impossibles: par exemple, avez-vous assez de thermomètres? Choisissez plutôt une ou plusieurs activités qui vous semblent pouvoir le mieux aider les élèves.

Il y a beaucoup de types d'activités qui sont utiles pour différents genres d'objectifs. Par exemple, vous pourriez élaborer des *projets* réalisables par les élèves et qui leur feraient recueillir des données sur les besoins sanitaires. Vous pourriez employer le *jeu de rôles* dans lequel les élèves jouent le rôle des différentes personnes qu'ils seront sans doute appelés à rencontrer dans leur travail. Vous pourriez demander à des groupes d'élèves comment ils résoudraient un problème de santé dans leur communauté. Toutes ces méthodes vous donneront plus de travail, mais elles aideront aussi les élèves à apprendre. Ces méthodes sont expliquées de façon plus détaillée aux chapitres 8, 9 et 10.

Ce livre vous donne des exercices à faire pendant que vous le lisez. Il applique ainsi les méthodes d'apprentissage actif. Estimez-vous que ces exercices vous aident à apprendre?

Résumé

Il est plus facile pour les enseignants de parler constamment pendant un cours, mais cela n'aide pas à apprendre. Il faudrait plutôt que l'enseignant réfléchisse aux activités qui forceront les élèves à **utiliser** les informations qu'ils ont acquises. Les enseignants doivent leur faire faire autant d'activités que possible et aider ainsi les élèves à apprendre.

Ne vous contentez pas de parler — faites faire le travail par vos élèves.

6.6 Rétro-information

La rétro-information est une des expressions à la mode actuellement en matière d'éducation. Que faut-il entendre par cela? Tout simplement que, quand les élèves ont fait le moindre travail, l'enseignant doit leur expliquer s'ils l'ont fait correctement. Il doit aussi signaler toutes erreurs ou fautes et expliquer aux élèves comment ils auraient pu mieux faire le travail. Ce processus qui consiste à dire aux élèves dans quelle mesure ils ont bien travaillé s'appelle rétro-information.

La rétro-information peut aussi provenir du matériel écrit. Si vous posez à vos élèves un certain nombre de questions en leur fournissant ensuite les réponses sur une feuille de papier, c'est aussi de la rétro-information. Si vous donnez des orientations aux élèves, ils peuvent parfois échanger entre eux cette rétro-information (voir l'auto-évaluation dans la troisième partie).

Bien entendu, beaucoup d'enseignants font déjà cela depuis longtemps, si bien que l'idée de rétro-information n'est pas du tout nouvelle
ou différente. Quelles sont les façons d'assurer la rétro-information?

Le premier point est que si les élèves se contentent d'écouter
parler l'enseignant, il n'y a rien sur lequel on puisse fournir une
rétro-information. Par conséquent, la rétro-information et l'activité
vont de pair. Pour qu'il puisse y avoir rétro-information, vous devez
d'abord faire en sorte que les élèves fassent des choses qu'on puisse
évaluer. Cela signifie qu'il faut souvent vérifier si les élèves sont
capables de faire les tâches pratiques qui sont requises, de se
souvenir des faits nécessaires et de s'en servir pour résoudre les
problèmes ou pour communiquer avec les autres.

Ces contrôles peuvent être des examens de type classique. Dans
ce cas, les enseignants auront beaucoup de travail supplémentaire
et les élèves ne se soucieront peut-être plus que de réussir leurs
examens en oubliant les raisons réelles de leur formation. Il est
préférable que les activités et la rétro-information fassent partie du
déroulement normal de l'enseignement. Les élèves seront capables
d'évaluer leur propre travail ou celui de leurs camarades s'ils sont
guidés par l'enseignant. La rétro-information devrait habituellement comporter trois parties.

1. La rétro-information doit encourager et féliciter pour ce qui a été
   bien fait.
2. La rétro-information doit donner une indication de la qualité
   globale du travail. Par exemple: «8 sur 10» ou «Travail réussi».
3. La rétro-information doit signaler toutes erreurs ou fautes et
   indiquer comment améliorer la performance.

Exemple de rétro-information

Vous regardez un élève qui s'exerce à faire un pansement à un malade pour
soutenir son bras blessé. Quand l'élève a terminé, vous lui dites par exemple:
«Bien. Vous avez fait du bon travail. Le pansement est bien attaché, de sorte qu'il
ne devrait pas se défaire tout seul. De plus, vous avez employé la bonne
méthode et, dans l'ensemble, votre travail est satisfaisant. Cependant, vous
auriez dû vous assurer que l'avant-bras reste horizontal. Votre pansement relève
la main un peu plus haut que le coude. Il aurait mieux valu...».

Remarquez que, dans cet exemple, l'enseignant marque son approbation: «bien».

L'enseignant donne aussi une indication de la qualité du travail: «*Du bon travail*»... «*Le pansement ne devrait pas se défaire tout seul*»... «*La bonne méthode*», etc.

L'enseignant signale aussi les fautes et montre à l'élève comment mieux faire le travail: «*Vous auriez dû vous assurer que l'avant-bras reste horizontal*».

Résumé

Précisez autant qu'il est possible à vos élèves le degré de qualité de leur travail. Félicitez-les pour ce qui est bien fait, mais montrez-leur aussi comment éviter les erreurs.

6.7 Contrôle de l'acquisition

Le terme «*contrôle de l'acquisition*» signifie simplement que vous devez vous assurer que tous les élèves connaissent bien à chaque étape les faits et les compétences dont ils ont besoin.

Pour bien faire, cela doit avoir lieu au début de chaque cours.

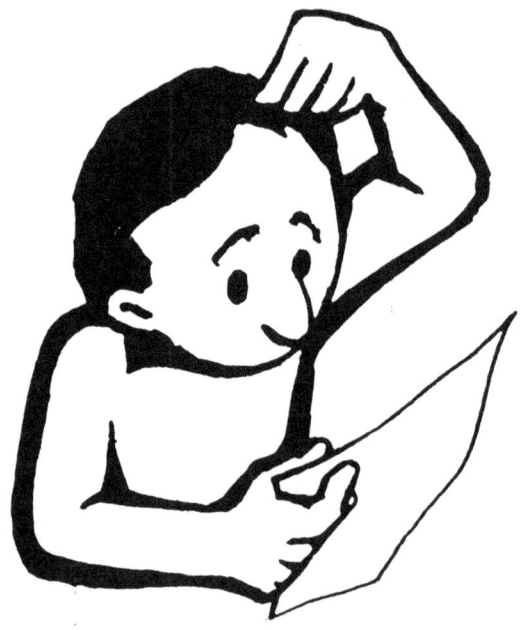

WHO 91594

«... si bien que les élèves ont peut-être oublié ou bien n'ont jamais compris».

Quand votre enseignement porte sur certains sujets, il se peut que les élèves doivent faire appel à des idées enseignées lors d'une leçon précédente. Par exemple, si vous discutez d'une fiche de croissance pour nourrissons, les élèves devront savoir ce qu'est un graphique et comment y reporter les données recueillies. Il se peut que ces notions aient été enseignées déjà quelque temps auparavant et que les élèves les aient oubliées ou même qu'ils ne les aient jamais comprises. Dans ce cas, ils ne seront pas capables de comprendre ce que représente la fiche de croissance.

Pour surmonter cette difficulté, vous devez vérifier au début du cours que **tous** les élèves connaissent bien les faits et les compétences nécessaires. Ne demandez pas *«Est-ce que tout le monde connaît les graphiques?»*. Si vous le faites, les élèves répondront probablement *«Oui»*, qu'ils aient compris ou non. On n'aime jamais admettre son ignorance. Faites plutôt un test très rapide. Par exemple, vous pourriez tracer un graphique au tableau et demander aux élèves d'écrire ce que signifie un point précis de la courbe.

Vous devrez aussi vérifier ce que vos élèves savent à la fin du cours, ou même à différents moments pendant le cours. Là encore, ne vous contentez pas de demander *«Avez-vous compris?»*. Demandez plutôt aux élèves d'appliquer leurs compétences ou de vous préciser les faits.

Cette technique peut paraître évidente. La plupart des enseignants pensent qu'ils savent *«contrôler l'acquisition»*. En fait, si vous interrogez les élèves pour découvrir exactement ce qu'ils savent, vous serez peut-être étonné du peu qu'ils ont retenu des cours précédents.

Résumé

Au début du cours, vérifiez que tous vos élèves connaissent les faits et les compétences dont ils auront besoin. Puis, à la fin du cours, assurez-vous que tous les élèves ont bien acquis les connaissances et les compétences essentielles.

6.8 Différences entre les individus

La plupart des enseignants admettent que les élèves apprennent chacun différemment. Certains élèves sont très intelligents et d'autres semblent l'être plutôt moins. Certains apprennent facilement la théorie mais ont du mal à faire les travaux pratiques. Pour d'autres, c'est le contraire. Certains apprennent bien dans les livres, tandis que d'autres préfèrent écouter l'enseignant. D'autres enfin apprennent mieux par l'expérience pratique en faisant eux-mêmes le travail.

Pourtant, les établissements d'enseignement traitent souvent tous les élèves comme s'ils étaient identiques. Tous suivent exactement les mêmes cours. Là, ils écoutent les mêmes leçons puis font les mêmes travaux pratiques.

Bien entendu, il est beaucoup plus simple et plus économique de traiter tous les élèves exactement de la même façon. C'est aussi plus facile de savoir où ils sont parce que l'emploi du temps indique où chaque élève doit se trouver à un moment donné. Mais est-ce là la méthode d'apprentissage la plus efficace? Prépare-t-elle les élèves à mieux assumer la responsabilité de leur propre apprentissage? N'oubliez pas qu'après avoir quitté l'établissement de formation, il leur faudra généralement travailler et apprendre tout seuls.

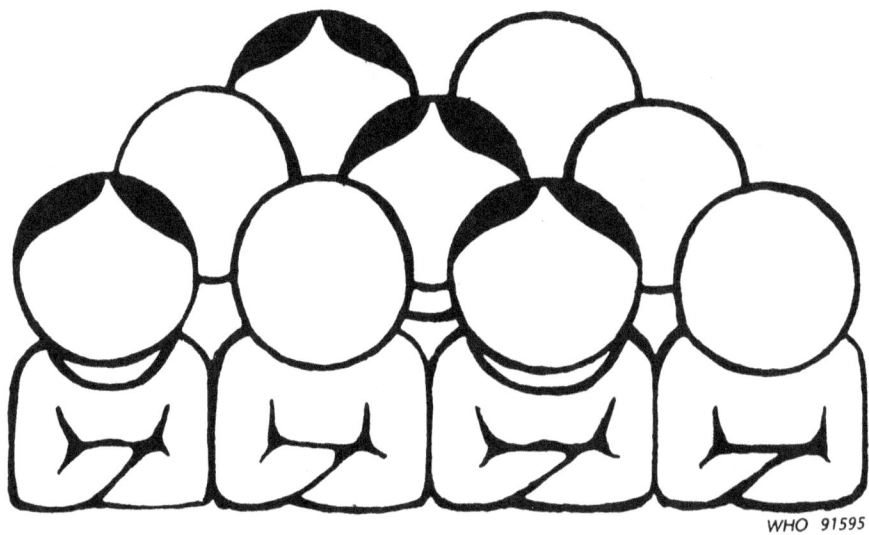

WHO 91595

Les établissements d'enseignement traitent souvent tous les élèves comme s'ils étaient identiques.

Que peuvent faire les enseignants pour aider les élèves individuellement à apprendre? Voici plusieurs suggestions qui seraient applicables dans bien des établissements de formation.

a) **Assurez-vous que les élèves aient assez de temps pour étudier tout seuls.** Cela vous obligera peut-être à réduire le nombre de vos cours. Certains estiment qu'il devrait y avoir pour chaque heure de classe jusqu'à deux heures de temps libre pour le travail personnel. Cela permettrait aux élèves d'apprendre à leur propre rythme en dehors de la salle de classe.

b) **Employez des méthodes d'enseignement différentes.** Certains élèves apprennent mieux dans les livres, tandis que d'autres apprennent mieux quand les sujets sont discutés en groupe. D'autres encore apprennent bien avec des films ou des films fixes (si l'on peut s'en procurer).

Il n'est généralement pas possible de donner un *choix* de méthodes d'enseignement. Toutefois, les enseignants peuvent utiliser diverses méthodes et ainsi répondre aux besoins d'un plus grand nombre d'élèves.

c) **Ayez davantage recours aux projets.** Pour cela, vous donnez aux élèves une tâche importante, par exemple découvrir ce que les gens du village considèrent comme leurs problèmes de santé les plus sérieux. Ce genre de projet offre aux élèves beaucoup plus de possibilités d'apprendre chacun à sa façon. Cela les change aussi des cours.

d) **Parlez à vos élèves individuellement.** Si vous parlez à vos élèves séparément, vous constaterez que chez certains telle ou telle idée est confuse dans leur esprit tandis que d'autres la comprennent très facilement. Vous pourrez alors expliquer l'idée vous-même ou indiquer aux élèves où trouver les renseignements pertinents.

e) **Employez des méthodes d'auto-enseignement.** Utilisez autant que possible des programmes audiovisuels ou des textes programmés. Quand ce n'est pas possible parce que vous manquez d'équipement ou de programmes qui conviennent, vous pouvez aider vos élèves par des notes écrites. Ces notes peuvent guider les élèves dans leur lecture des manuels destinés aux agents de santé. Elles peuvent aussi être utilisées pour les travaux pratiques afin de rappeler aux élèves les compétences qu'ils doivent acquérir.

Résumé

Rappelez-vous que vos élèves sont des individus. Ils apprennent chacun à son rythme et d'une manière différente. Les choses auxquelles ils s'intéressent, leur expérience et leurs aptitudes sont différentes. Essayez de découvrir ce qu'est chaque élève puis utilisez cette information pour diversifier votre enseignement afin que, dans toute la mesure possible, chaque élève puisse apprendre à sa façon à lui.

6.9 Intérêt manifesté

Les élèves font souvent pour tel enseignant ce qu'ils ne feront pas pour tel autre. Comment pouvez-vous en profiter pour aider vos élèves à apprendre?

Il y a une chose qui encourage les élèves à faire plus d'efforts, c'est de savoir que leur enseignant prend à cœur leur travail. Remarquez bien qu'il ne suffit pas que l'enseignant s'intéresse à ses élèves; encore faut-il que ceux-ci **le sachent.**

Cela ne signifie pas que vous deviez donner de meilleures notes que les autres enseignants ou tolérer un niveau de travail ou de conduite plus bas. Cela donnerait l'impression contraire. Vous ne devez pas non plus vous contenter de dire: «*J'ai à cœur que...*». Il ne suffit pas de dire des paroles pour convaincre un grand nombre d'élèves pendant longtemps. C'est plutôt la façon dont vous vous comportez en tant qu'enseignant qui leur montrera si vous vous intéressez ou non à eux.

Exercice

Lisez cette liste d'appréciations sur un enseignant. Lesquelles souhaiteriez-vous qu'on fasse à votre sujet?

A. L'enseignant a une tenue propre et soignée.

B. Il arrive toujours à l'heure pour ses cours.

C. Il prépare ses cours à fond.

D. On voit qu'il connaît très bien son sujet parce qu'il emploie tout le vocabulaire technique.

E. C'est une personnalité très importante et il est très occupé. C'est pour cela qu'il est obligé de partir vite après ses cours pour s'occuper d'autres choses.

F. Il ne rit et ne plaisante jamais parce que l'apprentissage est une chose très sérieuse.

G. Il complimente toujours ses élèves sur leur travail, même s'il est très mauvais.

H. Il s'entretient avec ses élèves et il sait ce qui intéresse chacun et quelles sont ses ambitions.

I. Il demande aux élèves de commenter les cours afin de les améliorer.

J. Il ne tient pas compte des commentaires des élèves sur les cours.

K. Il exige des élèves un travail de haut niveau.

Remarques

Les réponses *«correctes»* sont sans doute évidentes. Les seules appréciations sur lesquelles il convient d'insister sont D, G et H.

L'appréciation D traduit une des pires choses qu'un enseignant puisse faire. Les enseignants ne doivent pas employer des termes techniques simplement pour montrer combien ils sont intelligents. Ils doivent plutôt être fiers de la façon dont ils rendent les idées faciles à comprendre.

L'appréciation G est typique des enseignants qui cherchent à encourager leurs élèves. Cependant, les enseignants ne devraient pas donner de félicitations pour un travail mal fait. Votre but doit être de féliciter pour un travail qui mérite des éloges, mais aussi de signaler les points faibles et d'exiger un bon niveau.

L'appréciation H peut ne pas paraître très réaliste. Les enseignants n'ont pas le temps de parler longtemps avec tous leurs élèves. Toutefois, vous devez essayer de parler et d'**écouter** autant que possible. Quand vous parlez, essayez de trouver un intérêt commun. Par exemple, il se peut que vous connaissiez quelqu'un du village de votre élève ou que vous vous intéressiez au même sport que lui. L'important est de montrer aux élèves que vous prenez les choses à cœur.

Résumé

Si les élèves pensent que leur enseignant s'intéresse à eux, ils auront une raison de plus pour bien apprendre.

6.10 Motivation

Il nous faut parler aussi de la motivation. On dit souvent que la motivation est la clé de la réussite d'un enseignement. Il suffit qu'un enseignant motive ses élèves et ils apprendront.

Comment les enseignants peuvent-ils motiver leurs élèves? La réponse est simplement d'appliquer les idées exposées dans les sections 6.2 à 6.9. Chacune de ces idées permet de rendre les cours plus intéressants, plus faciles à apprendre ou plus utiles pour la carrière des élèves. Et surtout, elles aident les élèves à prendre conscience du fait que vous vous intéressez à leur réussite. Toutes ces idées contribueront à motiver les élèves.

6.11 **Conclusion**

On discute parfois pour savoir si l'enseignement est un art ou une science. En d'autres termes, certains estiment que le talent pour enseigner est un don naturel que les bons enseignants ont acquis à la naissance. D'autres pensent que l'enseignement est une science régie par des règles.

Cette partie du livre est destinée à vous montrer qu'il existe quelques règles générales pour enseigner. Si vous les suivez, votre enseignement s'améliorera. Si vous agissez à l'encontre de ces règles, alors votre enseignement sera presque certainement médiocre et les élèves n'apprendront rien. Pour bien enseigner, il vous faudra appliquer les règles pour vos élèves, votre sujet et votre école ou collège. Vous devez tout de même réfléchir aux moyens de rendre vos cours plus valables pour vos élèves. Vous devez avoir de l'imagination et penser aux activités qui seront utiles pour vos élèves. Il vous faut faire l'effort de donner une rétro-information à vos élèves et leur montrer que vous prenez leur réussite à cœur.

Résumé

1. Il faut rendre l'apprentissage actif: posez des questions et des problèmes et organisez des projets.
2. Il faut fournir une rétro-information: expliquez ce que chaque élève fait bien et comment il pourrait améliorer son travail.
3. Il faut rendre votre enseignement clair: vérifiez que les élèves peuvent entendre ce que vous dites et voir ce que vous écrivez. Parlez fort, utilisez un langage simple, écrivez lisiblement et utilisez des auxiliaires visuels.
4. Il faut donner un sens à votre enseignement: expliquer aux élèves comment cela leur permettra de faire un meilleur travail.
5. Il faut contrôler les connaissances acquises: vérifiez que **tous** les élèves connaissent les tâches nécessaires et sachent appliquer les techniques requises avant et après chaque cours.
6. Il faut reconnaître les différences entre les individus: laissez les élèves apprendre à leur rythme à eux, laissez-leur assez de temps libre pour les études individuelles et diversifiez vos méthodes d'enseignement.
7. Il faut montrer que vous avez à cœur que les étudiants apprennent: fixez un niveau élevé et apprenez à connaître chaque élève.

CHAPITRE 7

Comment enseigner les attitudes

Qu'est-ce qu'une attitude? Pensez aux agents de santé dans les centres ruraux. Peut-être connaissent-ils tout sur les méthodes d'asepsie et peut-être sont-ils capables de les appliquer. Mais quand ils travaillent seuls, ils peuvent être tentés d'aller vite et de ne pas être très consciencieux. La façon dont ils se comportent réellement dépend de leur attitude. On peut donc dire qu'une attitude est une tendance à agir d'une certaine façon.

7.1 Les attitudes sont-elles importantes?

On dit souvent que les attitudes apprises au cours de la formation constituent la partie la plus importante de celle-ci. Cependant, certains prétendent qu'on ne peut pas enseigner des attitudes. Où est la vérité?

Il est hors de doute qu'on acquiert ou qu'on change ses attitudes au cours de sa formation. Cela apparaît très nettement dès lors qu'on a travaillé avec des élèves et qu'on a observé leur développement pendant toute une période. Comparez les attitudes des élèves qui terminent une longue formation et celles d'un groupe qui commence. Les différences sont généralement frappantes. Mais comment s'est accompli ce changement? Est-ce que ce sont les cours qui l'ont provoqué? Les enseignants peuvent-ils orienter les changements d'attitude?

L'un des problèmes qui se posent aux enseignants est qu'on ne peut pas aisément mesurer les attitudes. Si vous décidez d'apprendre aux élèves à administrer une injection à un malade, à la fin du cours il est facile de savoir s'ils ont acquis le tour de main. Par ailleurs, vous pouvez essayer de changer l'attitude des élèves envers les malades en leur expliquant qu'ils doivent respecter les opinions de ces derniers. Mais à la fin de l'explication, il est très difficile de savoir si leur attitude a réellement changé.

Un autre problème est que les attitudes sont difficiles à définir ou à expliquer. C'est pourquoi fort peu d'enseignants seraient capables de donner une liste complète des attitudes qu'ils souhaiteraient rencontrer chez leurs élèves. Ce qu'il faut apprendre n'est donc pas nettement délimité.

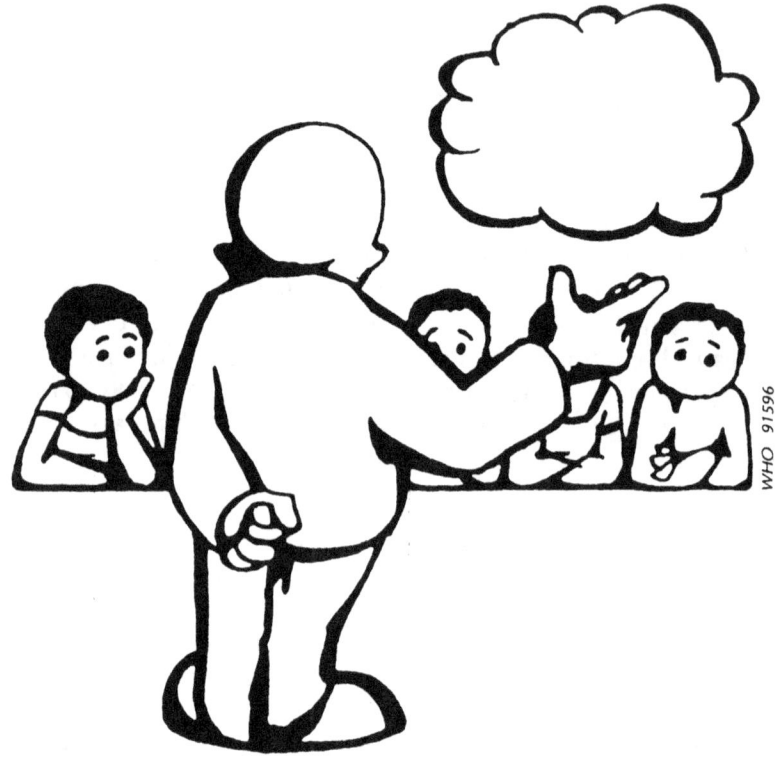

Les attitudes sont des choses assez vagues.

Cependant, les attitudes sont très importantes et les enseignants doivent essayer de s'assurer que leurs élèves acquièrent de bonnes attitudes.

C'est particulièrement important si les élèves sont appelés à travailler dans des villages de régions reculées ou s'ils ne sont pas étroitement surveillés après leur formation. En pareil cas, la tentation sera grande de ne pas s'en faire et de ne pas travailler beaucoup. Cela entraînerait une baisse du niveau de santé de la communauté. On ne pourra l'éviter que si les agents de santé adoptent des attitudes correctes.

7.2 Comment enseigner les attitudes

Il n'existe pas de méthode garantie pour enseigner les attitudes. L'enseignant doit bien comprendre que toutes les expériences acquises par les élèves **peuvent** modifier leurs attitudes, mais qu'aucune expérience en particulier ne pourra sûrement avoir un effet déterminé sur tous les élèves.

L'enseignant a à sa disposition cinq méthodes générales. Elles sont examinées dans les sections qui suivent.

- L'information (section 7.3).
- Les exemples ou modèles (section 7.4).
- L'expérience (section 7.5).
- La discussion (section 7.6).
- Les exercices de jeu de rôles (section 7.7).

Même si vous employez toutes ces méthodes, vous devez savoir que les attitudes des élèves peuvent être façonnées par des événements sur lesquels vous n'avez aucune prise. Par exemple, les élèves lisent des livres, parlent à des gens extérieurs à l'école et passent un certain temps dans leur famille. De plus, ils ont acquis beaucoup de leurs attitudes avant de commmencer leur formation.

Il est donc important que vous cherchiez à influer le plus possible sur leurs attitudes et que vous le fassiez correctement.

7.3   Informer pour façonner les attitudes

L'information ne suffit pas toujours pour modifier les attitudes, mais elle peut y contribuer. Par exemple, beaucoup de gens connaissent le rapport entre l'usage du tabac et les risques de cancer ou de cardiopathie. Cela suffit pour persuader certains de changer leur attitude envers le tabac et d'y renoncer. Pour beaucoup d'autres, l'information n'a pas suffi.

Les enseignants peuvent présenter l'information sur les attitudes de bien des façons. Le cours magistral est un moyen évident. La projection de films est souvent plus efficace parce qu'elle peut aussi servir à montrer des exemples des attitudes correctes (voir section 7.4).

L'important est de montrer comment l'information a un **rapport** avec l'attitude.

Exercice

Dressez la liste de ce que vous enseigneriez à vos élèves si vous vouliez leur apprendre l'importance des techniques d'asepsie. Comment établiriez-vous le rapport entre ces informations et l'attitude consciencieuse qu'on doit avoir pour se laver les mains et stériliser les instruments?

67

Autre exemple: quels faits avanceriez-vous si vous vouliez convaincre une mère d'adopter une attitude plus positive à l'égard de l'allaitement au sein?

Remarques

Peut-être auriez-vous formulé les observations suivantes:

- La baisse spectaculaire des taux de mortalité quand l'asepsie a été introduite dans les hôpitaux.
- L'obligation pour les agents de santé de donner le bon exemple à la communauté.
- Les différentes façons dont se transmettent les infections.

Tous ces faits montrent pourquoi les techniques d'asepsie sont importantes. Ils font appel au pouvoir de raisonnement des élèves. Mais parfois des facteurs moins logiques et plus émotionnels sont plus efficaces. Par exemple, vous pourriez raconter aux élèves une expérience que vous avez eue et qui montre ce qui arrive quand les techniques d'asepsie ne sont pas appliquées. Peut-être cette expérience n'aura-t-elle pas à elle seule une grande importance logique, mais vous pourrez rendre l'histoire si dramatique et si vivante qu'elle en aura plus d'effet.

7.4 Fournir des exemples ou des modèles qui façonnent les attitudes

La publicité est destinée le plus souvent à changer les attitudes. Une technique courante consiste à montrer une «personne idéale» (qui est généralement jeune et d'aspect séduisant) en train d'utiliser un certain produit. L'annonceur cherche à fournir un modèle ou un exemple qui sera suivi par le lecteur. Cette méthode est généralement très efficace.

Qu'est-ce que cela a à voir avec l'enseignement? Eh bien, pour beaucoup d'élèves l'enseignant est un modèle très fort. Les élèves imitent souvent la façon d'être de l'enseignant. Si les enseignants manquent de politesse à l'égard des malades ou sont peu soigneux avec le matériel, les élèves auront tendance à suivre leur exemple.

Par contre, si les enseignants font preuve de considération envers les gens avec lesquels ils travaillent, leurs élèves se comporteront probablement de la même façon. Il est donc indispensable que vous donniez toujours le bon exemple à vos élèves.

D'autres gens auront aussi une influence sur l'attitude des élèves. Les autres agents de santé, le personnel infirmier et les médecins sont tous des modèles que les élèves peuvent imiter. Vous devez donc vous assurer que, dans la mesure du possible, ces personnels montrent aussi le bon exemple.

7.5 Fournir des expériences qui façonnent les attitudes

Tout au long de leur formation, les élèves auront des expériences qui façonneront leur attitude. Ils verront peut-être des malades dont les plaies n'auront pas été soignées, se seront infectées et seront éventuellement devenues une cause d'incapacité. Cette expérience directe de la souffrance des malades aura un impact beaucoup plus fort sur leur attitude future que tout un livre sur la nécessité de soigner immédiatement les plaies et les blessures superficielles.

L'enseignant doit offrir aux élèves le plus possible d'expérience directe. Par exemple, beaucoup d'agents de santé ont pour tâche d'améliorer l'alimentation dans une communauté. Dans certaines écoles, les élèves cultivent tous les légumes qu'ils consomment et s'occupent eux-mêmes du bétail. Cette expérience leur permettra d'avoir une attitude plus positive pour faire le travail eux-mêmes. Dans ces écoles, les enseignants participent aussi en bêchant la terre et en plantant les légumes pour que les élèves apprennent que le travail manuel n'est pas indigne d'eux.

On peut trouver d'autres expériences utiles. Par exemple, il faut montrer aux élèves les avantages d'une adduction d'eau non souillée dans un village. Il faut aussi qu'ils voient comment une bonne alimentation permet une vie meilleure.

Pensez-vous que les élèves devraient faire l'expérience de cuisiner eux-mêmes pendant le cours, ou bien faut-il leur préparer leur nourriture? Selon vous, quelle serait l'attitude des élèves dans l'un et l'autre cas?

Exercice

Indiquez trois expériences que vous jugez souhaitables pour vos élèves et qui les aideraient à acquérir une bonne attitude envers les malades.

1.
2.
3.

Remarques

Peut-être avez-vous noté des idées comme les suivantes:

- Travailler avec un agent de santé expérimenté qui prend à cœur les problèmes des malades.
- Discuter avec les malades de leurs problèmes de santé.
- Rencontrer des gens qui sont atteints d'une maladie incapacitante mais évitable.

Note: Il est toujours bon de discuter de ces expériences avec vos élèves pour bien préciser le genre d'attitudes que vous voulez qu'ils apprennent.

7.6 Provoquer la discussion pour façonner les attitudes

Il est généralement admis qu'une discussion en petits groupes contribue à former les attitudes des élèves. De plus, la discussion rend plus efficaces les trois méthodes précédentes. Par exemple, il est utile pour les élèves de décrire et de discuter les expériences qu'ils ont eues avec les malades. Pendant la discussion, ils partagent leurs expériences et celle de l'un d'eux peut influencer tous les autres membres du groupe.

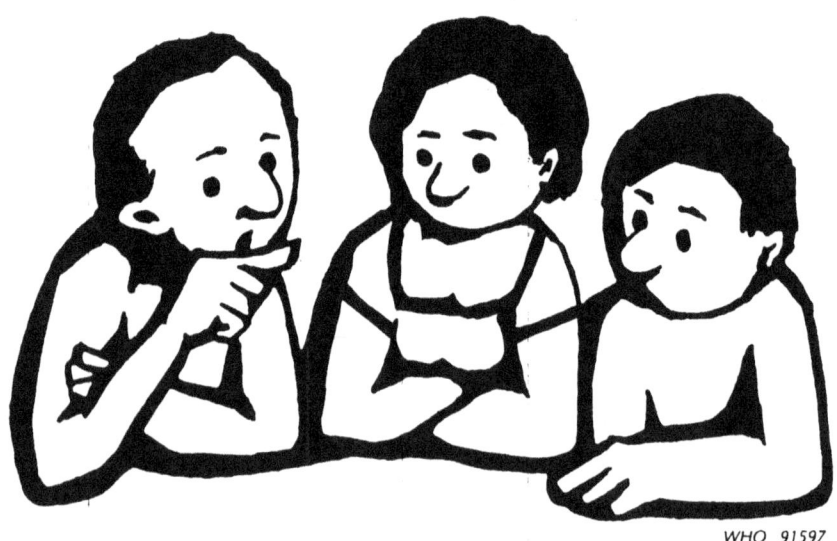

WHO 91597

Faire discuter pour façonner les attitudes.

Un autre aspect important de la discussion est la façon dont les attitudes des élèves changent quand ils exposent leur opinion personnelle. Le processus qui consiste à formuler ses idées et à voir la réaction des autres élèves peut contribuer puissamment à entraîner un changement d'attitude. Pour que cela se fasse, le groupe doit être assez restreint pour que **chaque** élève ait une chance de s'exprimer. L'idéal est un groupe de 7 ou 8 élèves et 15 est le maximum absolu pour que cette technique soit efficace.

Remarquez que **ce n'est pas** ce que dit l'enseignant qui est important, mais ce que dit chacun des élèves. Les enseignants doivent très peu parler au cours de ces séances en petits groupes. Ils doivent encourager les élèves plus réservés à donner leur opinion et ils doivent arrêter les bavards qui parlent trop. Mais l'enseignant ne doit donner son opinion personnelle ou ne participer activement à la discussion que dans des cas exceptionnels (par exemple quand le groupe n'a plus d'idées à exprimer).

Bien entendu, quand il y a un très grand nombre d'élèves, il peut s'avérer impossible de placer un enseignant avec chaque groupe d'une dizaine d'élèves. L'une des solutions possibles est de laisser les élèves se réunir sans enseignant. C'est possible parce que le rôle de l'enseignant n'est que d'aider les élèves à parler. Vous pouvez aider vos élèves à parler en leur donnant des indications écrites qui orienteront leur discussion. Par exemple, vous pourriez leur remettre une liste de questions à discuter en groupe. Vous chargeriez ensuite un élève dans chaque groupe de rendre compte de la discussion aux autres élèves de la classe.

Exemples de questions pour une discussion

Imaginez que chacun d'entre vous a été envoyé dans un village différent pour convaincre la population locale d'installer une canalisation pour l'approvisionnement en eau.

1. Comment vous y prendriez-vous d'abord pour convaincre la population locale? Essayeriez-vous de prononcer un discours devant un grand rassemblement ou bien parleriez-vous aux gens en particulier? Si vous optez pour la grande réunion, quels sont les gens que vous souhaiteriez y voir venir et comment les persuaderiez-vous d'y assister?
2. Quelles rumeurs et quelles objections risqueriez-vous d'entendre au sujet de l'approvisionnement en eau sous canalisation?
3. Comment répondriez-vous à ces rumeurs et à ces objections?

4. Quels sont les avantages qui persuaderaient vraisemblablement la population à installer une canalisation pour l'approvisionnement en eau?
5. Pourquoi pensez-vous que certaines personnes pourraient protester contre l'idée de l'approvisionnement en eau sous canalisation?
6. Feriez-vous mettre en place une canalisation d'eau contre la volonté des villageois?

Remarquez que ces questions sont suffisamment précises pour lancer la discussion et lui donner un certain plan. Mais elles permettent aussi aux étudiants d'exprimer des opinions différentes et donc de commencer à acquérir des attitudes ou à les modifier.

Exercice

Rédigez les questions que vous poseriez à un petit groupe pour une discussion. Ces questions doivent aider le groupe à réfléchir à des aspects de son travail où les attitudes sont aussi importantes que les connaissances ou les compétences. La discussion doit avoir pour but d'inciter les élèves à parler de vos questions et donc de faire évoluer leurs attitudes. Par exemple, rédigez quelques questions qui encourageraient les élèves à être plus soigneux quand ils se servent du matériel médical.

7.7 Exercices de jeu de rôles

Les attitudes sont très importantes dans les communications avec les gens. Si vous respectez les gens, vous les écouterez et vous leur parlerez différemment.

Les attitudes envers les gens seront souvent meilleures si l'on comprend le point de vue de l'autre. Une des manières d'enseigner les attitudes consiste à faire en sorte que les élèves acquièrent une certaine expérience de ce que c'est que d'être un malade ou une mère dont l'enfant est mal nourri ou un commerçant qui pense que l'inspecteur sanitaire n'est pas juste. Pour cela, on peut employer une technique appelée *jeu de rôles*.

Cette technique fait jouer aux élèves le rôle de différents personnages et leur donne donc une première expérience des sentiments qu'éprouvent ces gens.

Cette technique est également très utile pour enseigner les compétences en matière de communication et elle est décrite plus en détail au chapitre 8.

7.8 **Conclusion**

Les attitudes sont importantes, même s'il est difficile d'en donner une définition, de les vérifier ou de les enseigner. Les idées exposées dans le présent chapitre ne sont que des suggestions parce qu'il n'existe pas de méthodes largement admises pour enseigner les attitudes. Il est certain que ce que vous ferez **changera** les attitudes de vos élèves, mais ce que sera exactement ce changement est moins sûr.

Résumé

1. L'attitude est une tendance à agir d'une certaine façon. Par exemple, une personne qui a de la conscience professionnelle conservera généralement un compte rendu complet et exact de son travail.
2. De telles attitudes ne s'acquièrent pas facilement. Par exemple, l'enseignant ne doit pas se contenter de dire *«Vous devez tenir vos dossiers sérieusement»*.
3. Les attitudes peuvent être façonnées par:

   — une information de base pertinente;
   — des modèles ou exemples;
   — l'expérience;
   — des discussions entre les élèves;
   — des exercices de jeu de rôles.

CHAPITRE 8

Comment enseigner les compétences

8.1 Qu'est-ce qu'une compétence?

Les personnels chargés des soins de santé primaires ont de multiples compétences. Ils peuvent se servir de leurs mains avec compétence pour faire un pansement, construire une adduction d'eau ou réparer du matériel. Ce type de compétence est souvent appelé compétence *psychomotrice*.

Les agents de santé peuvent parler avec compétence quand ils veulent convaincre les gens de fréquenter un dispensaire de santé maternelle et infantile (SMI) ou encourager les agriculteurs à cultiver des plantes qui assureront une meilleure nutrition. Ces compétences sont appelées compétences *de communication*.

Il y a aussi les compétences manifestées pour prendre des décisions. L'exemple le plus évident est celui de l'agent de santé qui doit décider d'un diagnostic ou d'un traitement. Comme autres exemples, on peut citer la tenue de dossiers, la commande de fournitures ou le choix de l'endroit pour creuser un puits ou construire des latrines. Ces compétences en matière de réflexion sont appelées *cognitives*.

Ces mots — cognitif, communication, psychomoteur — ne sont pas très importants et si nous vous les donnons, c'est parce que vous les avez peut-être lus ou entendus ailleurs.

Une autre manière de répondre à la question *«Qu'est-ce qu'une compétence?»* consiste à retourner à la partie 1. Chacune des tâches définies dans une analyse de situation est une compétence. Quand ces tâches sont subdivisées en tâches subsidiaires lors de l'analyse de tâche, chacune de ces tâches subsidiaires est aussi une compétence.

Pour l'analyse de tâche, les tâches subsidiaires étaient réparties entre les *«actions»*, les *«décisions»* et les *«communications»*. Ces termes correspondent exactement à ceux que nous avons utilisés plus haut.

«Action» équivaut à *«psychomoteur»*.
«Prise de décisions» équivaut à *«cognitif»*.
«Communication» est utilisé dans les deux cas.

8.2 Les compétences sont-elles importantes?

La réponse évidente à cette question est «oui». Très souvent, les inspecteurs, les médecins et les personnes qui encadrent les agents de santé se plaignent que les élèves, une fois leur formation achevée, connaissent beaucoup de faits mais sont incapables de les appliquer. En d'autres termes, ils possèdent les connaissances mais n'ont pas assez de compétence.

Quel est le remède?

- Tout d'abord, les enseignants doivent admettre que leur travail consiste à aider les élèves à acquérir les compétences nécessaires.
- Ensuite, ils doivent veiller à ce qu'il y ait assez de temps pour enseigner les compétences.
- Enfin, ils doivent utiliser des méthodes d'enseignement satisfaisantes.

Le présent chapitre expliquera certaines des méthodes d'enseignement qui peuvent être employées.

8.3 Méthodes d'enseignement des compétences

Quand ils enseignent des compétences, les enseignants suivent souvent le plan ci-après:

1. Description de la compétence: expliquez ce qu'elle est, les raisons de son importance et les circonstances où l'on s'en sert.
2. Démonstration de la compétence: l'élève observe un expert (souvent l'enseignant lui-même) en train d'exercer cette compétence.
3. Organisation de travaux pratiques.

Ce plan est généralement raisonnable, encore qu'on ne puisse pas en séparer complètement les différentes parties.

Il sera peut-être plus intéressant pour les élèves que l'enseignant commence par une démonstration. Les élèves auront peut-être besoin d'assister de nouveau à l'application de cette compétence après avoir eux-mêmes fait quelques travaux pratiques.

Il arrive souvent qu'on fasse un cours (théorie) pour décrire la compétence, puis un peu plus tard — parfois plusieurs semaines plus tard — les élèves passent à la pratique (travaux pratiques). Cette méthode n'est pas souhaitable, même si des raisons administratives justifient que la compétence soit enseignée de cette manière. L'idéal est d'**enseigner ensemble la théorie et la pratique.**

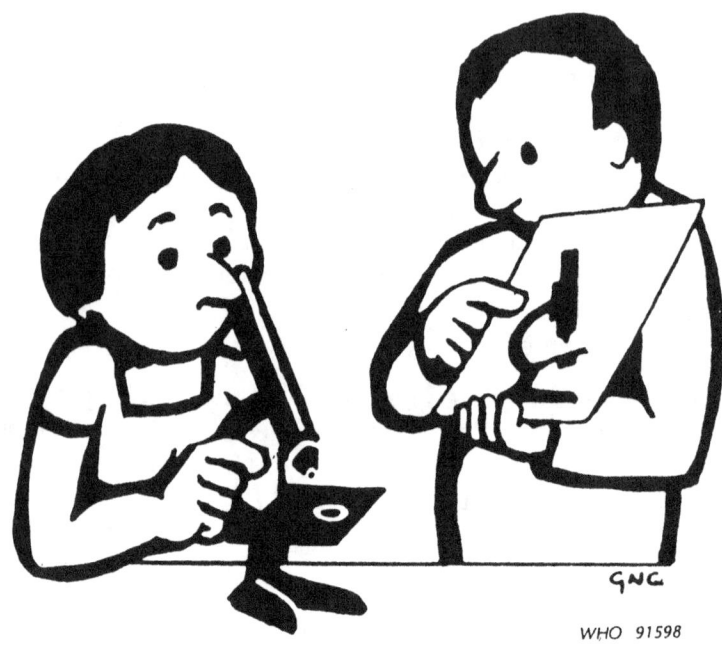

L'idéal est d'enseigner ensemble la théorie et la pratique.

8.4 Description d'une compétence

Le premier stade de l'enseignement d'une compétence est sa description. L'enseignant doit expliquer pourquoi la compétence est importante et pourquoi les élèves doivent l'acquérir. Il doit aussi expliquer à quel moment les élèves devront utiliser la compétence et les différentes étapes qu'elle comporte.

Par exemple, si vous apprenez aux élèves comment administrer une injection, la plupart d'entre eux auront peut-être quelques connaissances à ce sujet et sauront pourquoi les injections sont importantes. En revanche, si vous décrivez les compétences qu'il faut pour persuader les mères d'amener leurs enfants à un dispensaire de vaccination, certains élèves ne comprendront peut-être pas pourquoi c'est important.

Pour expliquer les étapes que comporte l'application d'une compétence, une analyse de tâche est très utile parce qu'elle décrit exactement ce qui est fait et dans quel ordre les étapes se succèdent. L'analyse de tâche vous aidera à avoir une idée très nette des étapes que comporte la tâche. Elle peut aussi être utilisée directement par les élèves. Si vous employez une analyse de tâche de cette façon, elle doit être réécrite sous forme de liste d'instructions pour les élèves.

Regardez l'exemple ci-après qui est utilisé pour former les infirmières d'hôpitaux. (Notez que les termes employés sont parfois difficiles pour les élèves; pourriez-vous les améliorer? Notez aussi que c'est de cette manière que les médicaments sont administrés dans l'hôpital où ces infirmières sont formées; ce n'est pas forcément de cette façon que vous formeriez vous-même des infirmières à faire ce travail.)

Un exemple d'instructions écrites pour les élèves rédigées à partir d'une analyse de tâche

Administration des médicaments par la bouche

Matériel

Un chariot sur lequel on a disposé:
— tous les médicaments nécessaires
— un verre à médicament gradué
— des cuillères à café
— un pichet d'eau froide
— un petit plateau ou une assiette pour apporter le médicament au lit du malade
— un récipient pour les cuillères sales
— de l'eau savonneuse et de l'eau propre

Administration du médicament

1. Vérifier le nom du malade.
2. Lire soigneusement l'ordonnance. Donner le médicament au moment prescrit, soit avant les repas, soit après selon l'ordonnance. Si c'est avant les repas, ce doit être 20 minutes avant; si c'est après, ce doit être immédiatemènt après le repas.
3. Choisir le médicament et comparer l'étiquette avec l'ordonnance.
4. S'assurer que les étiquettes restent propres (si c'est un médicament liquide) en tenant le flacon de telle sorte que l'étiquette soit contre la paume de la main.
5. Agiter le flacon.
6. Tenir le verre gradué au niveau des yeux en versant le volume prescrit de médicament liquide.
7. Faire tomber le nombre prescrit de comprimés ou de pilules sur le couvercle de la boîte et, de là, dans une cuillère, puis sur la langue du malade, ou les faire fondre dans de l'eau.
8. S'il s'agit d'un médicament en poudre, mettre celle-ci dans une cuillère, puis sur la langue du malade, ou la dissoudre dans l'eau.
9. Rendre les médicaments qui ont mauvais goût aussi agréables que possible en faisant suivre leur prise d'un bonbon ou d'un jus de fruit si c'est permis.
10. Rester avec le malade jusqu'à ce qu'il ait pris son médicament. Ne pas laisser le médicament sur la table de chevet.
11. Noter la prise du médicament sur le dossier.

- Ces instructions pourraient être reproduites sur un polycopié quand l'enseignant décrit la compétence.
- Les élèves peuvent conserver ces instructions et s'y reporter quand ils s'entraînent à exercer la compétence, ou bien ils peuvent les mettre dans leur propre manuel pour pouvoir les consulter après le cours.
- Des instructions écrites précisent bien le niveau d'exécution exigé. (Tous les enseignants et tous les examinateurs doivent donc se conformer au même niveau.)
- Les élèves peuvent se servir des instructions écrites pour s'évaluer les uns les autres et donc contribuer à leur propre apprentissage.

Ces instructions écrites sont parfois appelées *fiches d'actes médicaux* ou *auxiliaires de travail*. Là encore, l'appellation technique n'est pas importante. Ce qui compte, c'est que certains enseignants ont jugé les instructions écrites très utiles.

8.5 Démonstration d'une compétence

Quand les enseignants ont décrit une compétence, ils doivent ensuite en faire la démonstration. Parfois, la démonstration accompagne la description.

Quand vous faites une démonstration, plusieurs conditions doivent être observées.

1. **La démonstration doit être exacte.** Il est évident que vous ne devez pas montrer de mauvaises méthodes. Vous ne devez pas non plus montrer des méthodes qui prennent trop longtemps ou qui exigent une trop grande compétence. De plus, quand vous utilisez du matériel, vous devez aussi vous assurer que vos élèves pourront en disposer quand ils travailleront sur le terrain. Par exemple, si vous montrez comment préparer des affiches pour annoncer une causerie aux mères du village, vous devez prendre garde à n'utiliser que le genre de papier, de peinture et de crayon que vos élèves pourront trouver sur place.
2. **La démonstration doit être bien visible.** Les élèves doivent tous pouvoir voir ce que vous faites. C'est tout à fait évident, mais les enseignants font souvent des erreurs à cet égard. Le problème est surtout difficile quand on a beaucoup d'élèves ou quand on ne peut pas voir de loin l'opération dont vous faites la démonstration.

   Si certains élèves ne peuvent pas bien voir, il vous faudra répéter la démonstration. Vous pourrez vous faire aider par des

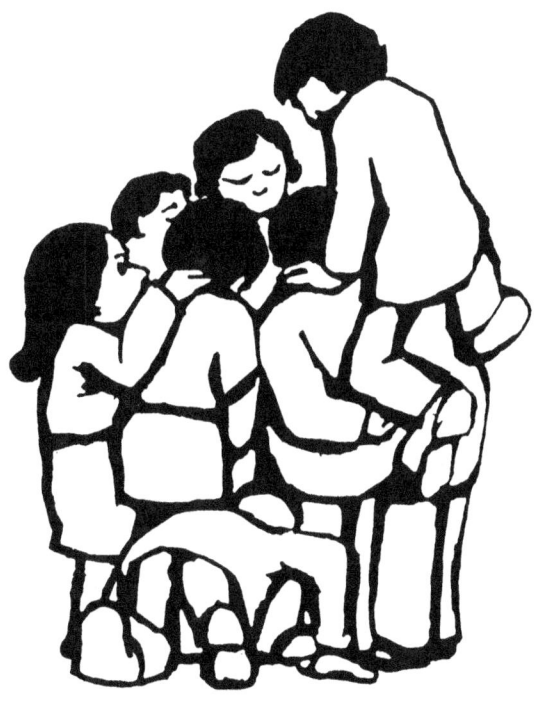

WHO 91599

La démonstration doit être bien visible.

élèves en fin d'études ou des maîtres auxiliaires. Vous pourriez même utiliser un film ou une bande vidéo reproduisant l'opération. Cependant, la plupart des enseignants ne possèdent pas le matériel nécessaire pour le faire.

3. **Expliquez ce que vous faites.** Il ne suffit pas de montrer de façon correcte et visible la manière de procéder. Vous devez expliquer ce que vous faites et insister sur les points importants. Une feuille polycopiée ou une série d'instructions écrites vous aideront à faire en sorte que les élèves apprennent bien les aspects importants.

Exemple d'emploi d'une feuille polycopiée pour aider l'explication

Préparation d'une injection intramusculaire

1. Mettez les deux parties de la seringue et l'aiguille dans un récipient métallique (une casserole ou une boîte en métal). Recouvrez-les d'eau et faites-les bouillir pendant 20 minutes.

2. Lavez-vous les mains avec de l'eau propre et du savon. Frottez-vous les mains dans l'eau savonneuse jusqu'à ce qu'elles soient vraiment propres. Rincez-vous les mains à l'eau claire.
3. A l'aide d'un tampon humecté de désinfectant, par exemple de l'alcool chirurgical, nettoyez le bouchon du flacon contenant la substance à injecter (frottez fort deux ou trois fois).
4. Avec un tampon propre, frottez (deux ou trois fois) l'endroit où vous allez piquer la fesse pour faire l'injection intramusculaire. Sur la fesse, choisissez un endroit qui soit situé assez haut et vers le côté.
5. Réunissez les deux parties de la seringue et mettez en place l'aiguille solidement. Ne touchez pas la pointe de l'aiguille.

et ainsi de suite.

Vous pourriez utiliser comme suit ce genre de polycopié. Vous expliqueriez pourquoi on fait des injections intramusculaires. Vous distribueriez alors la feuille aux élèves puis vous feriez la démonstration de chaque étape, l'une après l'autre, en montrant aux élèves exactement ce qu'il faut faire. Pendant la démonstration, vous pourriez vous référer sans cesse à la feuille polycopiée. Par exemple, vous pourriez dire:

«Nous arrivons maintenant à la deuxième étape. Vous devez vous laver les mains comme ceci. Remarquez que l'eau doit être très propre et que je dois utiliser du savon. Il ne suffit pas de se mouiller seulement les mains. Vous devez vous frotter les mains fortement pour éliminer toute saleté et tous microbes...»

L'emploi d'une feuille polycopiée a pour avantage que, pendant que vous faites une démonstration aux élèves, ils se familiarisent avec la feuille. Ils peuvent la conserver pour s'y reporter plus tard.

Un autre avantage est que vous donnez aux élèves un document indiquant les étapes que comporte l'exécution d'une opération, de sorte qu'ils n'ont pas besoin de prendre des notes. Cela signifie qu'ils peuvent se consacrer à l'observation de la démonstration plutôt qu'essayer de faire deux choses à la fois.

8.6 S'exercer à mettre en pratique les compétences

Le stade le plus important de l'enseignement d'une compétence est la pratique. Malheureusement, c'est souvent le plus difficile à organiser et c'est ce qui prend le plus de temps. Malgré ces problèmes, les enseignants doivent veiller à ce que les élèves aient de nombreuses possibilités de s'entraîner.

Les points principaux d'une bonne séance de travaux pratiques sont les suivants:

- Tous les élèves font de la pratique.
- Les élèves reçoivent une rétro-information sur la façon dont ils appliquent la compétence.

La suite du présent chapitre décrit quelques méthodes que l'enseignant peut utiliser, à savoir:

— le jeu de rôles (section 8.7)
— les projets (section 8.8)
— les simulations (section 8.9)
— les études de cas (section 8.10)
— l'expérience du travail (section 8.11)

Cette liste n'est nullement complète, étant seulement destinée à donner aux enseignants quelques idées sur les méthodes qui sont à leur disposition. Les enseignants doivent trouver une méthode qui corresponde aux besoins précis de leurs élèves. Ils peuvent le faire en adaptant certaines de ces méthodes, en en découvrant d'autres ou en élaborant des méthodes nouvelles.

8.7 L'emploi du jeu de rôles pour enseigner les compétences

Bien des enseignants estiment que les compétences en matière de communication sont les plus difficiles à enseigner parce qu'il y a moins de règles précises qu'on puisse suivre. Par exemple, il est difficile de déterminer exactement ce qui rend une explication claire ou convaincante.

C'est pourquoi les élèves doivent acquérir une façon de communiquer personnelle et ils doivent donc, bien sûr, beaucoup s'y exercer. Cet entraînement doit être supervisé par un enseignant, un élève en fin d'études ou un maître auxiliaire, autant que possible.

On a souvent recours au jeu de rôles pour s'entraîner à la communication. Il amène les élèves à jouer différents rôles comme s'ils jouaient dans une pièce. Cependant, au lieu de paroles et de rôles, on ne donne à chaque élève que les grandes lignes d'une situation, comme indiqué dans l'exemple ci-après.

Exemple

Demandez à l'élève A de jouer le rôle d'un agent de santé qui essaie de persuader une mère de faire vacciner son nourrisson contre la poliomyélite.

Demandez à l'élève B de jouer le rôle de la mère. Expliquez que celle-ci est inquiète parce que sa propre mère lui a dit que la vaccination est à la fois dangereuse et inutile. Il faut pourtant la persuader de faire vacciner son nourrisson, bien qu'elle respecte l'opinion de sa mère.

Demandez à l'élève C de jouer le rôle de la grand-mère. La grande-mère veut qu'on suive son avis. Aucun de ses enfants n'a été vacciné et ils sont tous maintenant forts et en bonne santé. Elle estime que la vaccination est inutile et dangereuse.

Dites maintenant aux élèves qui jouent les différents rôles que l'agent de santé s'entretient avec la mère et la grand-mère au centre de santé. Demandez-leur de parler et de réagir comme le feraient à leur avis la mère, la grand-mère et l'agent de santé.

Demandez aux autres élèves du groupe de regarder et d'écouter ce qui se passe. Ils doivent noter ce que l'agent de santé fait bien et toutes les fautes qu'il commet éventuellement.

Ils doivent réfléchir à la manière dont ils auraient parlé ou réagi dans la même situation. Quelles autres informations auraient-ils utilisées? Leur manière d'être aurait-elle été différente?

Le jeu de rôles ne durera probablement que quelques minutes. Vient ensuite le stade le plus important: la discussion.

Demandez à divers étudiants ce qu'ils auraient fait et provoquez la discussion de l'ensemble du groupe sur le comportement de l'agent de santé. Demandez aussi ce que ressentaient vraisemblablement la grand-mère et la mère. La grand-mère se serait-elle estimée offensée? La mère se serait-elle sentie bousculée? Vous devez encourager les élèves à réfléchir aux émotions des personnages du jeu de rôles. Les élèves doivent aussi être amenés à comprendre qu'il ne suffit pas de donner des faits pour qu'il y ait une bonne communication.

D'autres exercices sous forme de jeux de rôles pourraient aussi être imaginés pour aider les élèves à comprendre les problèmes de la communication. L'exercice pourrait être assez simple comme l'exemple qui précède, ou bien on pourrait le rendre plus compliqué. Par exemple, vous pourriez ajouter d'autres informations telles que l'annonce de la mort d'un nourrisson dans un village voisin peu après qu'on l'ait vacciné contre une maladie différente. Ou bien, le père du nourrisson pourrait venir au centre de santé pendant la discussion. Il pourrait avoir une opinion très nette sur la vaccination, soit pour, soit contre.

Quelle que soit la situation que vous choisissez, les élèves auront besoin d'être rassurés. Certains seront peut-être très timides ou craindront de commettre des erreurs.

Ce ne serait probablement pas une bonne idée que d'obliger un élève à jouer un rôle tant qu'il ne l'aurait pas vu jouer par d'autres. Il faut essayer de garder une atmosphère de bonne humeur et bien veiller à ce que les élèves sachent qu'il ne s'agit que d'une expérience d'apprentissage et non d'une évaluation de leurs connaissances.

Si cette technique est très utile pour s'entraîner à exercer des compétences et pour donner aux élèves une connaissance plus approfondie de la communication, elle comporte néanmoins quelques limites. La principale est qu'il ne faut pas l'utiliser avec des groupes de plus de 25 élèves, parce que tous les élèves doivent participer à la discussion qui a lieu à la fin de l'exercice. Or, c'est impossible avec des groupes nombreux.

Une deuxième limitation est que les élèves qui jouent le rôle de la mère ou de la grand-mère ne sont que des **acteurs**. Par conséquent, les élèves doivent **aussi** posséder une expérience de la communication avec les autres membres de la communauté, afin de connaître leurs opinions et leurs personnalités.

Bien qu'il s'agisse là de limitations importantes, le jeu de rôles reste une méthode très utile pour aider à acquérir les compétences en matière de communication.

8.8 Les projets

Les projets constituent un élément important de beaucoup de cours de longue durée. Pour un projet, l'enseignant demande à l'élève, ou à un groupe de trois ou quatre élèves, d'essayer de réaliser une tâche précise. Par exemple, l'enseignant pourrait demander aux élèves de découvrir quels sont les problèmes de santé dans un village ou quelles sont les superstitions des écoliers au sujet de l'alimentation ou de l'hygiène.

Quand les élèves travaillent à un projet, ils découvrent des faits. Mais ils améliorent aussi leurs compétences en parlant aux gens, en réunissant et en signalant des informations, et aussi d'autres façons. Les compétences exactes dépendront du projet choisi.

Bien que les projets puissent constituer des expériences d'apprentissage très précieuses, ils peuvent aussi échouer lamentablement. Les enseignants doivent donner aide et encouragement, mais sans faire tout le travail. A la fin du projet, les élèves doivent rendre compte à toute la classe afin que chaque élève puisse tirer profit de l'expérience acquise avec tous les projets — et cela prend du temps.

Les projets sont utiles à condition que l'enseignant soit enthousiaste, que son aide soit suffisante et qu'il n'y ait pas trop d'élèves. Ils sont très difficiles à organiser quand la classe compte plus d'une quarantaine d'élèves.

8.9 Les simulations

Les simulations sont très difficiles à définir d'une façon à la fois suffisamment simple et complète. Il est préférable de citer quelques exemples. On peut faire une simulation avec une orange quand les élèves s'exercent à pratiquer des injections parce que l'orange simule la peau et la chair du malade. On emploie aussi des simulateurs pour entraîner les pilotes d'avion. Ces simulateurs de vol ont toutes les commandes et tous les instruments d'un avion et ils sont reliés à un ordinateur pour reproduire le comportement d'un avion. Les simulateurs peuvent donc être extrêmement complexes et coûteux ou bien très simples et bon marché.

Certains simulateurs peuvent s'acheter. Par exemple, un malade simulé en matière plastique peut servir à s'exercer à faire une intubation endotrachéale. D'autres simulations sont basées sur l'emploi d'une feuille de papier et d'un crayon. Il peut s'agir d'études de cas (voir section 8.10) ou de problèmes de prise en charge des malades (voir section 12.5).

Le but principal des simulateurs (qu'ils soient simples ou complexes) est de donner aux élèves une certaine expérience et une certaine pratique de l'application des compétences avant qu'ils travaillent avec les malades ou qu'ils utilisent un matériel coûteux. Les simulateurs ne sont pas destinés à compléter la formation des élèves.

Cependant, il arrive souvent que les simulateurs ne soient pas disponibles. Les enseignants doivent faire appel à leur imagination pour penser à des modèles qui, comme l'orange, peuvent être utilisés pour aider les élèves à s'exercer.

8.10 **Etudes de cas**

Les études de cas sont des exercices qu'on fait avec une feuille de papier et un crayon et qui sont très précieux pour enseigner les compétences en matière de prise de décisions.

L'aspect essentiel est qu'une situation est décrite par écrit (ou au moyen d'illustrations). On demande ensuite aux élèves ce qu'ils feraient. La situation peut être en rapport avec le diagnostic ou le traitement de malades ou avec tout un éventail de problèmes de gestion ou d'organisation.

Exemple: surveillance de la croissance

Chaque élève reçoit cinq fiches de croissance qui ont été complétées pour différents enfants. Il est ensuite demandé aux élèves d'écrire les conseils qu'ils donneraient à la mère de chacun des enfants.

Remarquez que cet exemple exige des élèves qu'ils s'exercent à interpréter une courbe sur un graphique et à appliquer les règles nécessaires pour décider si les enfants sont «à risque». Les élèves s'exerceront aussi à décider des informations qu'ils doivent donner aux mères.

Dans cet exemple, les élèves n'exercent pas du tout leurs compétences en matière de communication.

Les enseignants pourraient utiliser cette étude de cas après avoir fourni les informations pertinentes. Quand les élèves ont répondu aux questions, l'enseignant doit discuter de leurs réponses et fournir une rétro-information.

Exemple: inspection

Un inspecteur se rend dans un centre de SMI et remarque le relevé suivant pour les contraceptifs injectables.

	Cas nouveaux	Cas anciens
Mars	7	12
Avril	10	9
Mai	6	7
Juin	9	12
Juillet	11	10

Qu'est-ce que l'inspecteur doit dire à l'infirmière de SMI?

Remarquez que cet exemple permet de s'exercer aux compétences en matière de prise de décisions qui concernent l'analyse des dossiers (compétences primordiales pour la gestion et la supervision). Il ne permet pas aux élèves de s'exercer à communiquer les informations de manière à fournir un appui.

Dans cet exemple, le nombre des cas anciens devrait augmenter chaque mois si l'on continue d'utiliser ce type de contraception pour tous les cas nouveaux. Or les relevés indiquent un taux de défection très élevé. Cet état de choses est manifestement très peu satisfaisant. Les élèves devraient pouvoir s'en apercevoir et consigner par écrit un certain nombre de remarques qu'ils adresseraient à l'infirmière de SMI pour indiquer comment améliorer la situation.

8.11 L'expérience du travail

Sans doute l'exercice le plus utile qu'un élève puisse faire est-il d'effectuer réellement le travail. Bien entendu, cela exige une certaine supervision.

L'un des moyens consiste à détacher les élèves auprès d'un personnel sanitaire qualifié pour faire un stage. Le mieux est qu'un ou deux élèves travaillent avec l'agent de santé principal pour voir comment la tâche est exécutée. L'agent de santé principal ou l'inspecteur demandera progressivement aux élèves d'assumer une part croissante du travail. L'inspecteur doit constamment s'assurer que les élèves ne commettent aucune erreur grave et qu'on leur dise souvent ce qu'ils font bien, ce qu'ils font mal et comment travailler mieux.

Cette expérience du travail est très courante: par exemple, les tournées dans les salles d'hôpital et les stages dans les services. Dans certaines écoles d'agent de santé, les élèves consacrent au stage toute la deuxième année d'un programme de trois ans.

Bien que cette méthode soit courante, elle n'est pas toujours bien pratiquée. Souvent, les visites dans les services comportent tellement d'élèves par enseignant qu'un seul sur dix ou quinze pratique réellement les actes médicaux, les autres se contentant de l'observer. Cela peut devenir très ennuyeux et même dans le meilleur des cas ce n'est pas très efficace.

Parfois aussi, l'enseignant passe trop de temps à parler et à faire des démonstrations. Dans ce cas, la tournée des salles se transforme en leçon théorique, l'enseignant ne faisant qu'un cours informel. Cela aussi empêche les élèves de faire autant de pratique qu'il le faudrait.

Malgré ces inconvénients, le stage peut constituer une méthode extrêmement efficace pour aider les élèves à acquérir des compétences. Les enseignants ne doivent ménager aucun effort pour permettre aux élèves de travailler avec un personnel compétent. Les enseignants doivent aussi expliquer au personnel que le but est de donner aux élèves l'occasion de pratiquer leurs compétences sous contrôle, et non de leur enseigner la théorie.

8.12 Combien de temps faut-il?

Il est très difficile de dire combien de temps il faut aux élèves pour acquérir des compétences. La plupart des programmes d'études accordent trop de temps à l'enseignement de la théorie et pas assez à l'acquisition des compétences et des attitudes. Pour beaucoup de tâches, il faudra aux élèves souvent deux à quatre fois plus de temps pour maîtriser les compétences et les attitudes nécessaires que pour apprendre les faits essentiels. (Bien entendu, cette règle générale comporte des exceptions.) Il est clair cependant que les élèves doivent consacrer beaucoup de temps à l'exercice des compétences nécessaires.

8.13 Résumé

Comment enseigner les compétences

1. Il est absolument indispensable d'enseigner aux élèves les compétences requises en matière de communication et d'aptitudes cognitives et psychomotrices.
2. Les compétences sont enseignées par:
   — leur description
   — leur démonstration
   — leur exercice par chaque élève.
3. Le jeu de rôles, les projets, les études de cas, les simulations et les stages sont certains des moyens par lesquels les élèves peuvent s'entraîner à exercer leurs compétences.
4. Dans chaque cours pour agents de santé, les deux tiers du temps au moins doivent être consacrés à l'enseignement et à la pratique des compétences.

CHAPITRE 9

Comment enseigner les connaissances

9.1 Les connaissances sont-elles importantes?

De toute évidence, tous les agents de santé doivent posséder certaines connaissances pour faire leur travail. Mais il est non moins vrai qu'il existe d'autres connaissances qui ne sont pas nécessaires. Par exemple, les éducateurs sanitaires doivent savoir quels sont les aliments locaux qui contiennent des protéines, mais il ne leur est pas nécessaire de connaître la structure chimique de chaque protéine, pas plus qu'ils n'ont besoin de connaître les processus biochimiques que comporte la digestion des protéines.

Par conséquent, certains faits sont très importants et d'autres ne sont pas du tout utiles. Cela signifie que les enseignants doivent **choisir** les faits à enseigner. Ils ne doivent pas simplement traiter de tout ce que contient un livre de classe ou un manuel. Il ne faut pas non plus qu'ils soient tentés de montrer tout ce qu'ils savent en donnant aux élèves une quantité d'informations dont ils n'ont pas besoin.

Les enseignants doivent donc décider quels sont les faits importants, utiles et pertinents. L'analyse de tâche y aide beaucoup parce qu'elle montre quelles sont les informations ou les connaissances nécessaires pour faire chaque tâche. (Reportez-vous de nouveau à la partie 1.)

Pour décider des faits à enseigner, les enseignants devraient se poser la question suivante:

«Qu'est-ce que les élèves ne feraient pas bien si je laissais de côté ce détail?»

Si la réponse est *«rien»*, alors en général on peut laisser ce détail de côté.

9.2 L'enseignement de différentes sortes de faits

Jusqu'ici, ce chapitre a expliqué qu'il y a des connaissances importantes tandis que d'autres ne sont pas nécessaires. Cependant, les connaissances importantes peuvent être importantes de différentes façons, si bien qu'il faut les enseigner différemment.

Exemple

Prenons pour exemple la formation d'un groupe d'auxiliaires sanitaires qui seront responsables d'un programme de vaccination. Le cours peut comprendre les informations suivantes:

A. Savoir si le vaccin peut être stocké à la lumière du jour ou s'il faut le garder dans l'obscurité.
B. Comment expliquer aux parents que leurs enfants doivent être vaccinés.
C. La date de la découverte du vaccin.
D. La durée de stockage du vaccin à différentes températures en toute sécurité.

Remarques

A. Cela est évidemment très important. Les enseignants doivent insister sur ce point et s'assurer que tous les élèves s'en souviennent. C'est une question à faire figurer à l'examen.
B. Voilà aussi une question importante, mais il est encore plus important que les élèves sachent donner l'explication plutôt que de simplement mettre par écrit comment ils la donneraient. Cela signifie qu'ils doivent acquérir la compétence correspondante aussi bien que les faits. Cette compétence doit être mise à l'épreuve au cours d'un examen, mais il n'est pas nécessaire de contrôler simplement les connaissances.
C. Il n'est pas nécessaire que les élèves sachent à quelle date le vaccin a été découvert. Toutefois, des informations de base comme l'histoire de la découverte du vaccin antivariolique peuvent rendre le cours plus intéressant. Ces renseignements pourraient être inclus, mais à condition que les élèves comprennent bien qu'il ne s'agit que d'une information générale. Il n'est pas nécessaire de s'en souvenir et cela ne doit figurer dans aucun examen.
D. Les durées de stockage sont importantes et il faut donc les indiquer aux élèves. Pour certains vaccins, cette information peut être assez détaillée et difficile à retenir. Dans ce cas, il faut que les faits soient consignés dans un manuel que les élèves pourront conserver. L'enseignant doit s'assurer que les faits sont consignés de façon exacte et que les élèves puissent s'y reporter s'il y a lieu.

9.3 Où les élèves doivent-ils trouver les informations?

Les élèves peuvent apprendre les faits ou les informations en écoutant l'enseignant. Dans ce cas, l'enseignant est la source d'information.

Cependant, on peut recourir à beaucoup d'autre sources d'information. Il existe de nombreux manuels contenant les informations qui intéressent les agents de santé. Il y a aussi des livres de classe, des films, des films fixes et des affiches qui ont été préparés spécialement pour les personnels de santé.

Le monde réel est une autre source d'information. Il n'est pas toujours nécessaire d'expliquer aux élèves ce qui arrive quand on ne soigne pas une plaie, ni de leur dire quelle nourriture les mères donnent à leurs enfants. Ils auront vu tout cela eux-mêmes. Ils peuvent donc en tirer eux-mêmes les enseignements. De même, vous pouvez envoyer vos élèves dans les villages pour recueillir des renseignements. L'information acquise de cette manière a plus de signification pour les élèves et ils la retiennent mieux.

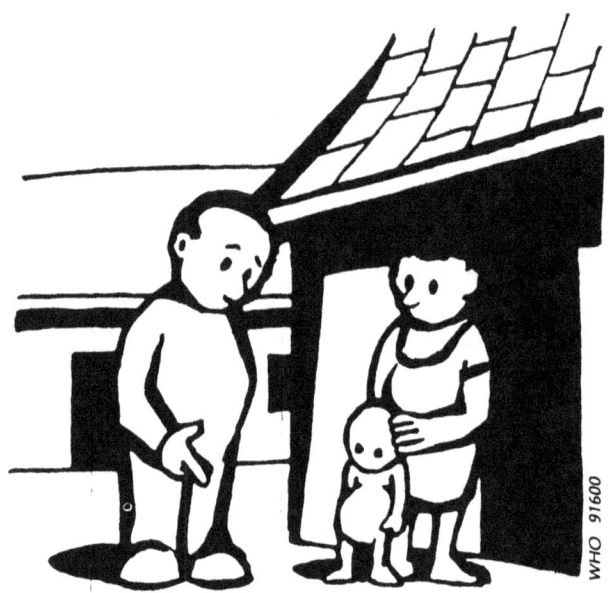

L'information acquise dans le monde réel a plus de signification pour les élèves et ils la retiennent mieux.

Les maquettes du corps humain constituent encore une autre source d'information. Autrefois, elles coûtaient très cher et elles étaient fragiles, mais on trouve aujourd'hui plus aisément des maquettes en matière plastique qui sont solides, généralement exactes et parfois assez bon marché. Ces maquettes sont très utiles pour expliquer la structure de différentes parties du corps. Il existe aussi quelques maquettes pour travaux pratiques qui permettent à l'élève de s'exercer à certaines tâches, par exemple à introduire un tube dans la trachée. Ces maquettes sont utiles mais peuvent coûter très cher.

Ainsi donc, ne croyez pas qu'il faut tout dire aux élèves. Encouragez-les à tirer profit de leur propre expérience, des livres, des maquettes et aussi en échangeant entre eux leurs connaissances.

9.4 Plan des sujets abordés dans le cours

Quand vous avez décidé que certains faits doivent être enseignés, vous devez faire le plan du cours où ils seront traités.

Une façon utile de le faire consiste à commencer par la tâche, puis de décider des principaux points à traiter. Par exemple, la tâche pourra être la lutte contre le moustique qui transmet le paludisme. Certains des thèmes que vous devrez aborder sont les suivants:

— les emplacements où l'on trouve les larves;
— méthodes d'élimination de ces emplacements;
— méthodes pour empêcher les moustiques d'utiliser ces emplacements.

Une fois ces thèmes retenus, vous devez les mettre dans un ordre logique. (Par exemple, vous ne pouvez pas parler de la façon d'empêcher les moustiques de parvenir à leurs gîtes larvaires tant que vous ne savez pas où se trouvent ces emplacements.)

Réfléchissez ensuite à chacun de ces thèmes pour savoir jusqu'où il faut entrer dans le détail:

— quels sont les faits à enseigner
— quels sont les faits qui rendront le cours plus intéressant
— quels sont les faits qui doivent être enregistrés à titre de référence.

9.5 Le cours

Il y a bien des façons de faire un cours. Les conseils donnés ci-dessous ne donnent qu'un seul schéma. Vous devrez l'adapter et élaborer vos propres méthodes. Cependant, ceci vous donne une indication générale dont vous pouvez vous inspirez et que vous pourrez améliorer.

1. **Obtenez l'attention des élèves.** Expliquez-leur pourquoi le cours est important ou racontez une histoire qui en montre l'importance. Demandez aux élèves ce qu'ils savent déjà à ce sujet ou pourquoi ils pensent qu'il est important.
2. **Faites un résumé.** Expliquez quels sont les thèmes que vous allez traiter. Cela aide les élèves à comprendre comment les différentes parties du cours sont reliées entre elles.
3. **Vérifiez ce que les élèves savent déjà.** Assurez-vous que tous les élèves connaissent les faits dont vous allez vous servir. Par exemple, si vous pensez qu'ils ont besoin de connaître un peu l'anatomie pour comprendre un point, vérifiez qu'il aient bien cette connaissance.
4. **Présentez les faits et les informations.** Vous pouvez présenter les faits aux élèves, ou:

   — utiliser des polycopiés
   — demander aux élèves de lire un passage d'un livre
   — demander à l'un des élèves de décrire les faits
   — utiliser des auxiliaires audiovisuels
   — montrer des maquettes ou du matériel
   — demander aux élèves d'examiner des malades.

5. **Demandez aux élèves de faire un exercice pendant la leçon.** Cet exercice doit obliger les élèves à se servir des faits qu'ils viennent d'apprendre. C'est là un élément très important de l'enseignement. Par exemple, vous pourriez demander aux élèves, séparément ou en groupe: *«Que feriez-vous si ...?»* ou *«Comment feriez-vous pour ...?»*. Un autre type d'exercice consisterait à rédiger quelques notes sur un sujet ou à compléter les espaces laissés en blanc sur un polycopié.
6. **Résumez le cours.** Répétez les principaux points que vous désirez que vos élèves retiennent.
7. **Vérifiez les connaissances des élèves.** Vérifiez s'ils ont bien appris les points importants.
8. **Proposez un exercice à faire après le cours.** Demandez aux élèves de préparer le cours suivant par une lecture, par un travail déterminé dans une salle d'hôpital ou au sein de la communauté, ou en révisant ce qu'ils ont déjà appris.

Peut-être pensez-vous que ce n'est pas là le genre de cours que vous aviez l'habitude de suivre quand vous étiez élève. Cela n'a pas d'importance. Un cours doit faire faire quelque chose aux élèves. Se contenter d'écouter est une façon bien médiocre et bien lente d'apprendre.

9.6 Comment parler pendant le cours

Vous ne devez pas passer tout votre temps à parler. Toutefois, quand vous parlez, souvenez-vous de ceci:

1. **Parlez-vous assez fort?** Les enseignants s'adressent souvent aux élèves des premiers rangs. Ceux du fond sont incapables d'entendre l'enseignant et n'apprennent donc rien. Si vous n'êtes pas sûr qu'on vous entende, demandez à un ami de s'asseoir au fond de la classe et de vous le dire.
2. **Parlez-vous clairement?** Même si le volume de votre voix est suffisant, il se peut que vous ne parliez pas clairement. Veillez à bien articuler et à vous adresser directement à l'auditoire. Evitez de vous pencher sur vos notes ou de parler en regardant le tableau noir.
3. **Employez-vous des mots simples?** Assurez-vous que le langage que vous employez est assez simple pour que tous vos élèves comprennent. C'est particulièrement important quand les élèves proviennent de communautés où l'on parle des langues différentes.
4. **Avez-vous l'air d'être intéressé par le sujet?** Certains enseignants parlent d'une voix terne et monotone. Ils ont l'air de s'ennuyer et bien vite leurs élèves s'ennuient aussi. Variez votre intonation et manifestez votre enthousiasme et votre intérêt.

9.7 Auxiliaires visuels

Certaines idées et certains faits de votre cours seront plus faciles à expliquer si vous montrer un diagramme ou une illustration. Il vous faudra donc utiliser un auxiliaire visuel, par exemple:

— un tableau noir
— des tableaux, des graphiques et des diagrammes
— un flannellographe
— un rétro-projecteur
— un projecteur de diapositives ou de films fixes
— des films (cinéma)
— des photographies.

Vous aurez vraisemblablement à votre disposition au moins quelques-uns de ces auxiliaires visuels. Parfois, le matériel sera prêt à l'emploi: par exemple, les films fixes, les films et les photographies. On a quelquefois du mal à se les procurer, mais il existe un organisme appelé «Teaching Aids at Low Cost (TALC)» (Le matériel pédagogique bon marché) qui est spécialisé dans la fabrication et la vente de ces auxiliaires visuels à des prix aussi bas que possible.

Son adresse est la suivante:

TALC
P.O. Box 49
St Albans
Hertfordshire AL1 4AX
Angleterre

Vous pouvez préparer d'autres auxiliaires vous-même. Dans ce cas il faut:

1. Que les diagrammes soient aussi simples que possible; les détails inutiles ne font qu'embrouiller les élèves.
2. Que **tout** l'auditoire puisse lire toutes les lettres. Cela concerne tout particulièrement ce que vous écrivez au tableau noir.
3. Que vous commentiez chaque diagramme pour vous assurer que les élèves comprennent tous les symboles. C'est particulièrement important quand vous utilisez des graphiques ou des coupes.

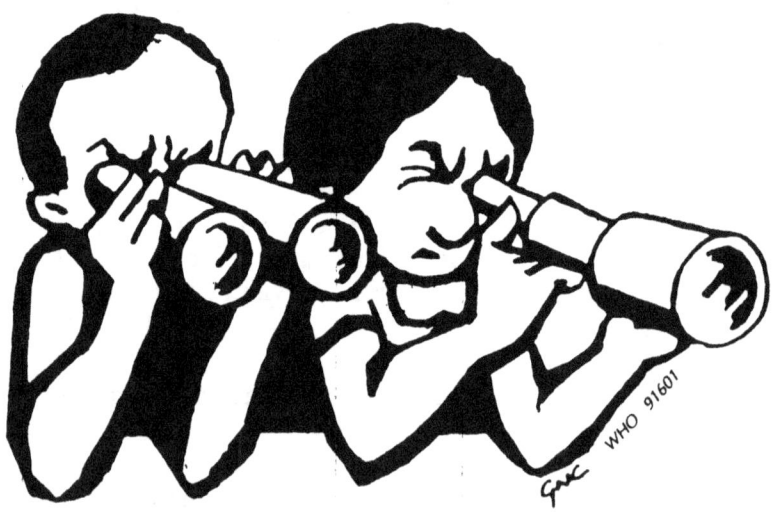

Veillez à ce que tout l'auditoire puisse lire toutes les lettres.

9.8 Emploi des feuilles polycopiées pendant les cours

Les feuilles polycopiées sont une des façons d'améliorer les cours. Il y a deux manières principales de les employer.

- Comme guide pour prendre des notes.
- Comme document permanent où sont enregistrés les faits.

Bien entendu, on peut utiliser une même feuille polycopiée des deux façons, mais c'est généralement plutôt de l'une ou de l'autre.
Voici un exemple de polycopié:

Exemple: feuille polycopiée pour que les élèves prennent des notes

---

Paludisme

Signes et symptômes:

Traitement des malades:

Nature de la maladie:

Qui est exposé au risque?

Comment le paludisme est-il transmis?

Prévention du paludisme:

Le principe de ce type de feuille polycopiée est qu'elle fournit une structure pour le cours et aide ainsi les élèves à organiser leurs notes. Les élèves doivent écrire leurs propres notes sur le polycopié pendant qu'ils suivent le cours. Ce polycopié très simple contribue à rendre le cours plus actif et aide donc à apprendre.

Remarquez que le polycopié aide aussi l'enseignant à se rappeler les points principaux. En utilisant ce canevas, vous pourriez commencer le cours en demandant si certains des élèves ont déjà eu le paludisme. Vous leur demanderiez ensuite comment cela s'est passé (les symptômes) et ainsi de suite. A la fin de chaque étape, les élèves inscriraient les points principaux sur leur polycopié.

Voici maintenant un autre type de polycopié.

| | Durée maximale de stockage | | | |
| | Non dilué | | Dilué | |
Vaccin	Dans un réfrigérateur (1-4 °C)	Dans une pièce (jusqu'à 20 °C)	Dans un réfrigérateur (1-4 °C)	Dans une pièce (jusqu'à 20 °C)
Tétanos BGG[a]	1-2 ans	1 mois	2-3 ans 2-3 heures	2-3 jours 1-2 heures à l'abri de la lumière solaire

[a] Pour la tuberculose.

Ce deuxième exemple est tout à fait différent du premier. C'est un document d'information auquel l'élève aura peut-être besoin de se reporter plus tard. Il est peu probable qu'on attende de l'élève qu'il connaisse et retienne ces détails.

L'enseignant pourrait remettre cette feuille polycopiée à ses élèves pendant le cours. Cela évite de passer du temps à reproduire ces informations au tableau noir et à attendre que les élèves les aient recopiées. Ce temps sera mieux mis à profit si l'on pose des questions aux élèves pour vérifier dans quelle mesure ils ont compris ces informations. Par exemple: *«Si vous n'aviez pas de réfrigérateur, comment organiseriez-vous la vaccination par le BCG dans votre village?»*

9.9 Résumé

1. N'enseignez que les connaissances dont les élèves ont besoin.
2. Préparez des exercices pour les élèves afin qu'ils utilisent les faits qu'ils ont appris; ne vous contentez pas de parler.
3. Encouragez les élèves à puiser des connaissances dans leur propre expérience, dans les livres et les maquettes et les uns auprès des autres.
4. Utilisez les auxiliaires visuels et les feuilles polycopiées.

CHAPITRE 10

Préparation d'un cours

Le présent chapitre aide l'enseignant à préparer un cours. Pour ce faire, il réunit des idées exposées dans les chapitres précédents et traite de certaines situations précises, à savoir: enseigner à des gens qui ne savent pas lire (section 10.7), enseigner à des gens qui ont déjà une certaine expérience (formation en cours d'emploi) (section 10.8), enseigner à des petits groupes d'élèves (section 10.9).

10.1 Préparation d'un cours — aperçu général

La préparation d'un cours a pour but de faire en sorte que vous utilisiez de la manière la plus efficace les techniques pédagogiques décrites dans ce livre. Vous pouvez établir des plans de nombreuses façons différentes. L'une de ces méthodes est proposée ci-après, mais il vous faudra probablement l'adapter pour répondre aux besoins de vos élèves.

Les étapes sont les suivantes:

1. Décider des objectifs d'apprentissage (section 10.2).
2. Décider comment éveiller l'intérêt des élèves (section 10.3).
3. Décider des *points saillants* du cours et de l'ordre dans lequel ils seront abordés (section 10.4).
4. Décider des activités à exécuter par les élèves (section 10.5).
5. Décider de la manière de juger si les élèves ont suffisamment appris (section 10.6).

10.2 Objectifs d'apprentissage

Dans la pratique, on indique habituellement aux enseignants un thème ou un sujet pour un cours et la durée à y consacrer. Par exemple, on vous dira peut-être: *«Veuillez donner à vos élèves un enseignement sur l'anémie. Vous y consacrerez trois leçons d'une heure»*. Parfois les indications sont plus détaillées. Cela serait utile, mais nous admettrons dans la présente section que seuls sont fournis les détails minimums.

La première chose que vous devez faire est de penser au sujet en fonction d'une *analyse de tâche*.

«Quelles tâches les élèves auront-ils besoin de faire?»

«Quelles ressources ou quel matériel seront vraisemblablement disponibles?»

«Quelles sont les situations auxquelles les élèves devront faire face?»

«Quelles connaissances leur faudra-t-il pour effectuer les diverses tâches?»

«Y a-t-il des attitudes qui sont particulièrement importantes?»

En utilisant cette méthode, vous devez être capable d'établir une liste des objectifs d'apprentissage pour le cours. Ils seront répartis en *objectifs d'exécution* (les tâches subsidiaires en rapport avec l'anémie) et *objectifs de capacité* (les connaissances et attitudes nécessaires pour permettre aux élèves d'effectuer les tâches subsidiaires). Voici quelques exemples (bien entendu cette liste n'est pas complète).

Objectifs d'exécution	Objectifs de capacité
Examiner les malades pour rechercher les signes cliniques de l'anémie	Savoir où rechercher les signes cliniques
	Savoir reconnaître les signes cliniques
Interroger les malades sur leurs antécédents médicaux	Savoir quelles questions poser
	Savoir quels sont les points qui, dans les antécédents médicaux, indiquent l'anémie

Non pas comment prélever un échantillon de sang ou procéder à une épreuve de détermination de l'hémoglobine (pour cette catégorie d'agent de santé)

Vous devez continuer cette liste jusqu'à ce que vous ayez traité de tous les aspects du travail concernant l'anémie. La liste complète constitue la liste des objectifs d'apprentissage. Notez qu'il est peu probable que ce type d'agent de santé ait besoin de connaître quoi que ce soit au sujet des éléments constitutifs du sang. A ce stade, vous estimerez peut-être que les détails à fournir sont trop nombreux ou trop peu nombreux pour les trois heures de cours. Dans ce cas, il vous faudra adapter le cours. Vous devrez parfois retourner voir vos employeurs et leur demander de réduire le nombre des tâches ou des responsabilités qu'implique l'emploi ou de prolonger la durée totale de la formation.

10.3 **Eveiller l'intérêt des élèves**

Vous devez maintenant réfléchir comment faire en sorte que l'«anémie» ait une signification pour les élèves et les intéresse. En général, les élèves trouveront un sujet intéressant s'il est en rapport avec leur propre expérience de la vie (et non pas avec les livres ou les cours précédents) ou avec l'emploi auquel ils se préparent.

Par conséquent, il ne serait pas bon que vous commenciez le cours en disant:

«La dernière fois, nous avons achevé l'enseignement sur le tétanos. Aujourd'hui, nous allons passer à un sujet nouveau, l'anémie».

La formule suivante serait un peu meilleure, mais pas beaucoup:

«La dernière fois, nous avons terminé un aspect des soins prénatals: la prévention du tétanos. Aujourd'hui, nous passons à un autre aspect important des soins prénatals: la prise en charge des femmes enceintes qui sont atteintes d'anémie».

La formule suivante serait meilleure:

«Nous abordons maintenant un autre aspect des soins prénatals: la prise en charge des femmes atteintes d'anémie. Beaucoup de femmes enceintes ont de l'anémie et c'est l'un des problèmes graves de la grossesse. Vous pouvez beaucoup faire pour combattre ce problème et ces cours vous montreront comment».

Une façon encore meilleure consisterait à suivre l'exemple précédent en posant ensuite des questions telles que celles-ci:

«Y a-t-il dans la classe des élèves qui ont déjà souffert d'anémie?»

«Certaines personnes dans votre famille ont-elles déjà eu de l'anémie pendant la grossesse?»

«Que ressentiez-vous quand vous aviez de l'anémie?»

D'autres sujets devront être présentés d'une manière différente, mais dans chaque cours vous devrez rechercher le meilleur moyen de rendre le sujet intéressant et important **pour les élèves.**

10.4 **Points saillants**

Chaque cours doit être structuré en fonction d'idées et de thèmes. On peut pour cela penser aux questions ou aux problèmes auxquels le cours donnera une réponse ou une solution. Bien entendu, ces questions ou problèmes seront en rapport avec les objectifs d'apprentissage. Pour un cours sur l'anémie, les questions pourraient être les suivantes:

A. «*Comment pouvez-vous savoir si une personne a de l'anémie?*»
B. «*Quels conseils devez-vous donner aux femmes enceintes pour les empêcher de devenir anémiques?*»
C. «*Qu'est-ce que l'anémie?*»
D. «*Comment peut-elle être traitée?*»
E. «*Pourquoi l'anémie est-elle importante?*»

Quand vous aurez dressé la liste de toutes les questions ou de tous les points saillants, vous devrez les classer dans un ordre logique.

Exercice

Dans quel ordre les classeriez-vous? Par exemple, si vous désirez enseigner d'abord le point E, inscrivez la lettre E à côté du chiffre 1 ci-dessous.

1.
2.
3.
4.
5.

Remarques

Vous aurez probablement classé les questions dans l'ordre suivant: C, E, A, D, B. Cependant, les divers points pourraient aussi être enseignés dans un ordre différent.

Le plan général du cours est maintenant établi. Il comportera une introduction destinée à éveiller l'intérêt des élèves, suivie de la partie principale du cours traitant l'un après l'autre des points saillants. On terminera par un résumé.

10.5 Activités

Souvent, les enseignants pensent surtout à ce qu'ils feront pendant un cours. C'est tout naturel, mais il est préférable que les enseignants pensent à ce que feront les élèves. Comme il a été indiqué dans la section 6.5, les élèves apprennent beaucoup plus vite quand ils sont actifs.

Comment transformer en apprentissage actif la leçon sur l'anémie?

Le point de départ sera de nouveau les objectifs. Il est certain que les élèves devront s'exercer à atteindre les objectifs d'exécution. En l'occurrence, ils devront au minimum s'examiner mutuellement la conjonctivite et s'entraîner à rechercher les autres signes cliniques. Pour bien faire, ils devraient ensuite examiner des malades. Cependant, il pourrait leur être demandé de faire des exercices basés sur des études de cas décrivant différents malades dont certains sont atteints d'anémie et d'autres pas. On pourrait aussi recourir au jeu de rôles pour que les élèves s'entraînent à conseiller les mères au sujet de l'anémie.

Il importe également de chercher à rendre l'apprentissage des faits aussi actif que possible. On peut le faire très simplement en faisant passer un test très bref à la fin du cours. Une autre manière, peut-être meilleure, consisterait à poser des questions aux élèves pendant le cours. Ne dites pas tout aux élèves. Encouragez-les à réfléchir, ou à deviner ce que sont les faits. Moins l'enseignant **explique lui-même** et plus les élèves **découvrent par eux-mêmes**, mieux cela vaudra.

Soit dit en passant, quand vous posez une question il est de beaucoup préférable de demander à **tous** les élèves d'inscrire leurs réponses sur une feuille de papier au lieu de demander à un seul d'entre eux de fournir la réponse. Cela vous donne la possibilité d'examiner toutes les réponses et ainsi de juger des progrès accomplis par vos élèves. De plus, **tous** les élèves seront ainsi actifs, et non pas seulement l'un d'entre eux.

10.6 Déterminer ce que les élèves ont appris

Le contrôle sous une forme ou une autre doit faire partie intégrante de tous les cours. Les enseignants ne doivent pas partir du principe que les élèves ont nécessairement appris tout ce qui a été dit dans le cours. Les activités décrites plus haut permettent aussi aux enseignants de juger si les élèves ont atteint un niveau suffisant.

En principe, vous ne devez commencer à enseigner un nouveau groupe de matières que lorsque tous les élèves ont atteint la totalité des objectifs d'apprentissage fixés pour le cours précédent. Or, c'est rarement le cas dans la pratique. Néanmoins, le principe est clair et vous devez chercher à le respecter dans toute la mesure possible. Vous ne pourrez vous en assurer que si vous contrôlez ce que les élèves ont appris.

10.7 Enseigner à des gens qui ne savent pas lire

Beaucoup d'agents de santé ne savent pas lire ou bien trouvent que la lecture et l'écriture sont très difficiles parce qu'ils ne sont allés que très peu à l'école. Les points ci-après pourront vous aider à former des gens qui éprouvent de telles difficultés.

- Bien des gens qui ne savent pas lire sont tout aussi intelligents et capables d'apprendre que d'autres. C'est simplement qu'ils n'ont pas eu la chance d'apprendre à lire et à écrire dans l'enfance. Il ne faut donc pas les traiter comme s'ils étaient stupides ou lents.
- Il ne servirait à rien de donner à ces élèves des livres de classe ou des polycopiés, ni d'écrire au tableau noir à leur intention.
- Il se peut que ces élèves aient autant de difficulté à comprendre des illustrations que des mots. Néanmoins, les images peuvent avoir pour eux un sens si on le leur explique. Cela pourra aider les élèves en question à retenir ce que vous avez dit.
- Il importe tout particulièrement de rendre l'apprentissage aussi actif que possible. Vous devez faire appel à l'expérience et au talent de communication de vos élèves. Demandez-leur sans cesse ce qu'ils savent déjà et ce qu'ils feraient dans certaines situations.

10.8 Formation en cours d'emploi

La formation en cours d'emploi doit avoir pour but d'améliorer la façon dont les agents de santé s'acquittent de leur travail. C'est là un aspect fondamental qui est souvent négligé. Il en résulte qu'on donne des cours de recyclage qui n'ont absolument aucun effet sur la manière dont le travail est fait.

Comment éviter ce problème?

Tout d'abord, vous devez réfléchir soigneusement à ce qu'il faudrait améliorer dans les méthodes de travail. Il vous faudra parler aux administrateurs et au personnel d'encadrement. Vous devrez aussi vous rendre sur le terrain et observer comment les agents de santé font leur travail. De la sorte, vous pourrez dresser une liste des tâches qui devraient être accomplies d'une manière différente.

Ensuite, vous devrez réfléchir aux raisons pour lesquelles les tâches sont mal exécutées.

- Est-ce parce que les agents de santé ne savent pas ce qu'il faut faire?

- Est-ce parce qu'ils ne possèdent pas les compétences nécessaires?
- Est-ce parce qu'on les oblige à travailler de façon erronée?
- Est-ce parce qu'ils n'ont pas le matériel ou les fournitures qu'il leur faudrait — ni le temps nécessaire pour mener la tâche à bien de façon correcte?

Si les raisons sont en rapport avec l'absence de fournitures ou avec d'autres facteurs échappant au contrôle des agents de santé, alors une formation en cours d'emploi ne permettra pas d'améliorer la situation.

Prenons une autre situation. Les agents de santé donnent des antibiotiques à des enfants qui ont un simple rhume. Vous découvrez qu'ils agissent ainsi parce que les parents insistent pour qu'on donne à leurs enfants des antibiotiques et qu'ils se plaindront si les enfants n'en obtiennent pas. Pour résoudre ce problème, il vous faudra peut-être apprendre aux agents de santé comment expliquer aux parents pourquoi les antibiotiques ne sont d'aucune utilité. Il est certain que si l'on se borne à indiquer aux agents de santé à quel moment il convient de donner des antibiotiques, cela n'aura pas beaucoup d'effet.

Ce processus d'analyse aboutira à une série d'objectifs d'apprentissage. Ceux-ci doivent être très précis et conçus pour conduire à des méthodes de travail nouvelles qui soient réalistes et qui permettent d'améliorer la qualité des soins de santé. Il faut éviter les cours de recyclage de caractère général couvrant de nombreux sujets mais n'en traitant aucun en profondeur.

Un dernier point à propos de la formation en cours d'emploi concerne les méthodes d'enseignement. La plupart des agents de santé auront déjà une certaine expérience et beaucoup de connaissances et de compétences. Il faut le reconnaître. Vous devez toujours leur **demander** ce qu'ils feraient pour améliorer une situation, et non pas leur **dire** quoi faire. En général, les agents de santé savent bien mieux que les enseignants comment peuvent être dispensés les soins de santé sur le terrain.

10.9 Travailler avec des groupes d'élèves

On a beaucoup parlé et écrit au sujet des avantages de l'enseignement par groupes restreints. Le système comporte effectivement bien des avantages potentiels. Malheureusement, ces avantages ne sont pas toujours visibles parce qu'il se peut que les enseignants n'utilisent pas les méthodes d'une manière efficace.

L'un des problèmes est dû au fait que parfois l'enseignement par petits groupes est organisé exactement de la même façon que pour les groupes nombreux. Les enseignants utilisent le même type de cours magistral. La seule différence est que l'auditoire est moins nombreux. En pareil cas, il ne faut pas s'attendre à beaucoup de résultats.

Dans le cas contraire, certains enseignants ont tellement confiance dans les discussions en groupe qu'ils chargent le groupe de discuter d'un thème en le laissant mener le débat comme il lui plaît. Cela aboutit généralement à une discussion très embrouillée:

— nul ne sait qui a raison et qui a tort,
— les élèves sûrs d'eux parlent constamment sur un ton péremptoire tandis que les élèves timides ne prennent jamais la parole,
— les élèves n'écoutent pas ce que disent leurs condisciples,
— les questions débattues changent plus ou moins au hasard.

Quand cela se produit, l'apprentissage est presque nul.

Pour éviter ces deux extrêmes, vous devez:

- Avoir dès avant le début du cours une idée très nette des sujets à débattre et des activités auxquelles le groupe participera.
- Contrôler la discussion en encourageant les personnes timides à exprimer leurs idées en premier et en veillant à ce que tous les élèves aient la possibilité de faire connaître leurs vues.
- Contrôler la discussion en veillant à ce qu'aucun élève ne s'écarte du sujet à débattre, en signalant les différences (ou les similitudes) entre les idées exprimées par différentes personnes, et en veillant à ce que la discussion fasse l'objet d'un compte rendu écrit.
- Fournir une rétro-information pour garantir que tous les élèves sachent bien si les opinions ou les idées exprimées sont exactes ou fausses.
- Signaler aux élèves leurs erreurs. Il faut le faire d'une manière telle qu'ils ne soient pas découragés.
- Encourager l'esprit d'équipe en fixant des tâches auxquelles les élèves devront s'atteler collectivement.

Si ces règles sont bien suivies, les groupes restreints peuvent apprendre rapidement parce que tous les élèves participeront activement à la réflexion et au débat d'idées.

PARTIE

3

Déterminer ce que vos élèves ont appris

CHAPITRE 11

Questions générales concernant le contrôle

L'un des aspects les plus importants du travail de l'enseignant est de déterminer ce que les élèves ont appris. Ce processus est appelé le contrôle. A cette fin, l'enseignant peut faire passer aux élèves des examens ou les observer au travail. Le présent chapitre traite des problèmes généraux concernant les diverses méthodes de contrôle.

11.1 Pourquoi faut-il contrôler le travail des élèves?

La plupart des enseignants admettent qu'il faut que les élèves passent des examens d'un type ou d'un autre et qu'il faut pouvoir apprécier leur compétence d'une façon ou d'une autre. Autrement dit, il faut évaluer les élèves.

Il est important d'évaluer les élèves parce que:

1. Les enseignants doivent s'assurer que les élèves seront capables de faire leur travail avec compétence. C'est particulièrement important dans toutes les professions de santé.
2. Les examens et les tests encouragent les élèves à travailler davantage.
3. Le contrôle peut servir à montrer aux enseignants et aux élèves les parties du cours qui sont satisfaisantes et celles qu'il faut améliorer.

Il va de soi qu'aucun contrôle pendant le cours ne peut, à lui seul, atteindre tous ces objectifs. Par exemple, un examen de fin d'études peut être utile pour déterminer si les élèves sont capable de faire leur travail, mais il ne pourra guère leur indiquer ce qu'ils doivent apprendre.

Il est important de réfléchir à la **raison** pour laquelle vous évaluez les étudiants en leur faisant passer un test ou un examen. Vous pourrez ensuite mettre au point le test en conséquence. Vous devez décider qui procédera au contrôle, quand celui-ci aura lieu et quels seront les types de questions posées.

11.2 Pour faire un contrôle valable

Quand vous mettez au point la méthode de contrôle ou d'évaluation pour un cours ou une leçon, vous devez vous poser cinq questions:

1. L'évaluation correspond-elle à la réglementation régissant le cours?
2. L'évaluation est-elle assez économe en matériel et en temps?
3. L'évaluation porte-t-elle sur les compétences et les aptitudes importantes? *(La méthode est-elle valable?)*
4. Etes-vous sûr que les notes données à chaque élève sont exactes? *(La notation est-elle fiable?)*
5. L'évaluation donne-t-elle des informations qui aideront les élèves à mieux apprendre et les enseignants à améliorer leur enseignement?

Les deux premiers points sont assez nets. Il existe parfois une réglementation sur le genre d'examens à faire passer. Cette réglementation doit être respectée, mais souvent elle ne concerne que les examens de fin d'études et laisse toute latitude aux enseignants pour choisir les méthodes de contrôle à appliquer pendant le cours. Si vous estimez que la réglementation vous empêche d'évaluer correctement le travail des élèves, parlez-en à d'autre enseignants ainsi qu'aux personnes qui sont chargées d'élaborer la réglementation. Peut-être sera-t-il décidé qu'il convient de modifier la réglementation.

Les évaluations ne doivent pas exiger trop de temps et de travail. Les méthodes comme les interrogations orales et les dissertations présentent des inconvénients parce qu'elles absorbent une trop grande partie du temps dont disposent les enseignants et les examinateurs.

Les autres questions sont traitées dans les sections 11.3 à 11.5.

11.3 S'assurer que l'évaluation porte sur les compétences et les aptitudes importantes

Récemment, à la suite des examens d'anatomie et de physiologie dans une école de médecine, un chef de clinique a déclaré: *«Ni moi, ni les autres médecins qui les ont vues, nous n'aurions pu répondre aux questions. Je ne vois pas pourquoi il faut que les étudiants sachent ces choses-là.»*

Ce cas illustre un grave danger que courent toutes les écoles qui forment les personnels de santé: on demande souvent aux élèves de connaître des faits qui ne sont pas importants.

Le problème est grave parce que les élèves veulent naturellement réussir leurs examens et apprennent donc ce qu'ils pensent devoir y figurer. La solution consiste à vérifier uniquement les compétences et les aptitudes que vous jugez importantes.

Si les objectifs d'apprentissage ont été fixés correctement, ils seront tous importants. Par conséquent, **l'évaluation doit vérifier directement si les objectifs d'apprentissage ont été atteints**. Si l'on procède ainsi, l'évaluation permettra de vérifier les compétences et les aptitudes importantes. En pareil cas, on dit de l'évaluation qu'elle est *valable*.

Parfois, les examens sont axés principalement sur les connaissances et tendent à négliger la manière dont les élèves exécutent les tâches. C'est très regrettable. Par exemple, l'une des tâches des éducateurs sanitaires consiste à *«convaincre les mères de nourrir leur enfant au sein»*. Si l'examen est mal conçu, il pourra être demandé aux éducateurs sanitaires de rédiger une dissertation sur la valeur nutritive du lait maternel. Une telle évaluation ne permettrait de vérifier que quelques-unes des compétences requises (elle ne couvre pas celles qui consistent à savoir parler aux mères), si bien qu'elle ne serait pas valable.

Il est facile de conseiller aux enseignants de rendre un examen valable en vérifiant la manière dont leurs élèves exécutent les tâches. Par contre, il est beaucoup plus difficile pour les enseignants de mettre au point des méthodes d'évaluation qui atteignent ce but. Le chapitre 12 expose quelques idées à ce sujet.

11.4 Rendre l'évaluation fiable

Lors d'un récent examen, il a été demandé aux élèves de rédiger une dissertation sur le traitement des brûlures. Les dissertations ont été notées par l'enseignant qui avait fait le cours. Puis, un autre enseignant a de nouveau noté les même compositions. Les notes données par les deux enseignants étaient très différentes. Par exemple, un élève avait été noté 4,5 sur 10 par l'un des enseignants (il était donc recalé), alors qu'un autre enseignant lui donnait 7 sur 10.

Cela prouve que, pour cet examen, la notation n'était pas *fiable*.

De toute évidence, la note finale doit être fiable, sinon elle n'a aucun sens. Comment pouvez-vous vous assurer qu'une note est réellement fiable? La réponse est d'essayer d'éviter les erreurs que comporte le processus d'évaluation. Utilisez des méthodes d'évaluation qui risquent moins d'entraîner des erreurs. (Par exemple, la notation des réponses aux questions à choix multiples est plus fiable que celle des dissertations.)

Vous devez aussi utiliser des techniques qui aident les correcteurs à travailler selon une norme uniforme. Ces méthodes sont décrites de façon plus détaillée au chapitre 12.

11.5 Utiliser l'évaluation pour aider les élèves à apprendre

Les tests et les examens peuvent encourager les élèves à travailler davantage: ils les aident donc à apprendre. Cependant, l'évaluation peut aussi indiquer aux élèves sur quoi ils doivent passer plus de temps. Dans beaucoup de cours, les enseignants font des contrôles fréquents, puis ils disent à leurs élèves ce qu'ils ont mal fait. De cette façon, les élèves obtiennent une rétro-information sur la qualité de leur travail et ils peuvent donc l'améliorer.

Pour illustrer cet aspect, voyez ci-dessous les résultats obtenus par cinq élèves qui ont subi un contrôle en quatre parties au milieu du cours.

Exercice: Utiliser les contrôles pour aider les élèves à apprendre

Elève	Partie 1	Partie 2	Partie 3	Partie 4
A	√	×	×	√
B	√	√	×	√
C	√	√	√	√
D	√	√	×	×
E	√	√	×	×

√ — niveau satisfaisant
× — niveau non satisfaisant.

Que feriez-vous si vous étiez l'enseignant?

Remarques

Vous jugeriez probablement la partie 1 satisfaisante. Pour la partie 2, vous avertiriez l'élève A que son niveau n'est pas assez bon. Vous devriez lui expliquer pourquoi le travail n'est pas satisfaisant et comment il pourrait l'améliorer. Pour bien faire, cet élève devrait subir plus tard un autre contrôle pour cette partie.

Les résultats pour la partie 3 montrent qu'un élève seulement était d'un niveau satisfaisant. Il faudrait probablement revenir sur cette partie. L'enseignant obtient en l'occurrence une rétro-information sur sa propre performance, si bien que l'année suivante il traitera peut-être le sujet différemment.

La partie 4 montre que deux élèves ont besoin d'être suivis. Toutefois, ce serait probablement une perte de temps que de répéter la partie 4 pour toute la classe.

Si vous faites tout ce qui est proposé dans les remarques qui précèdent, vous constaterez que l'évaluation de vos élèves prendra beaucoup de temps. Certes, c'est un problème, mais une des meilleures choses qu'un enseignant puisse faire, c'est de suivre ainsi individuellement les élèves. Vous devez essayer d'en trouver le temps. L'un des moyens consiste à passer moins de temps à faire des cours et à laisser plutôt les élèves apprendre directement dans les manuels, avec les polycopiés et par l'expérience pratique.

Remarquez que ce contrôle fréquent et ces conseils s'appliquent aussi bien aux connaissances qu'aux compétences que les élèves doivent acquérir.

11.6 Le contrôle continu

Dans certains cours, les élèves ne passent qu'un seul examen final. Dans d'autres, ils sont constamment surveillés. Entre ces deux extrêmes, il existe des cours où les élèves subissent des tests ou des contrôles chaque semaine, chaque mois ou chaque trimestre. Ce type d'évaluation est généralement appelé «contrôle continu», mais il serait plus juste de parler d'un «contrôle fréquent».

Quels sont les avantages d'une telle évaluation continue?

- Du fait qu'il y a plusieurs contrôles, une erreur dans l'un d'eux est moins grave. Le contrôle continu est généralement plus fiable.
- Les tensions et les soucis de l'examen final unique sont réduits.

- Du fait que les élèves subissent des contrôles pendant toute la durée du cours, ils ont tendance à mieux travailler constamment au lieu de ne faire qu'un seul effort désespéré à la fin.
- Si les élèves réussissent mal un contrôle, ils ont le temps de corriger leurs erreurs avant la fin du cours. Le contrôle continu guide mieux aussi bien les enseignants que les élèves.
- Les élèves peuvent voir tout au long du cours le niveau qui leur est demandé.

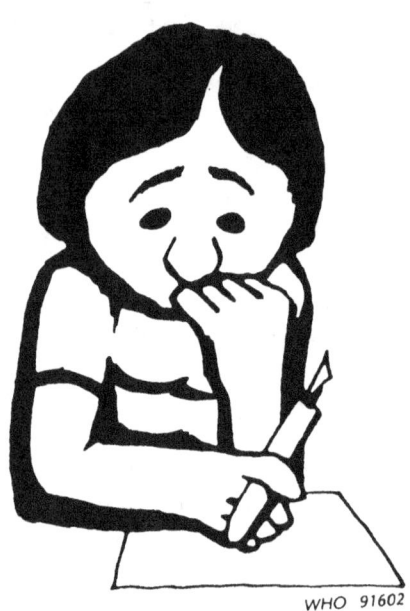

WHO 91602

Les tensions et les soucis d'un examen final unique.

Naturellement, il existe aussi quelques inconvénients. Le principal inconvénient est que l'organisation du contrôle continu exige des enseignants plus de temps et de travail.

Le contrôle continu peut revêtir des formes multiples. Il peut s'agir d'une série de tests écrits. Ce peut être aussi l'observation des élèves pendant leur travail dans une salle d'hôpital, au laboratoire ou sur le terrain. On peut conserver les notes données aux élèves pour décider ultérieurement s'ils sont admis ou recalés. Ou bien les notes peuvent être utilisées uniquement pour donner une orientation aux élèves. Quel que soit le système adopté, le contrôle continu présente de grands avantages tant pour aider les élèves à apprendre que pour permettre de porter un jugement plus exact et plus fiable sur ce qu'ils ont appris.

11.7 **L'auto-évaluation**

On entend par auto-évaluation, l'évaluation de sa performance par l'élève lui-même.

Cette idée inquiète beaucoup certains enseignants parce qu'ils estiment que les élèves n'ont pas assez le sens des responsabilités ou qu'ils ne savent pas assez de choses. C'est probablement exact au début du cours. Cependant, certains agents de santé seront très peu contrôlés dans leur travail après leurs examens. Ils seront donc **obligés** de s'évaluer eux-mêmes dans leur travail. C'est donc une bonne idée que de leur donner l'expérience de l'auto-évaluation pendant qu'ils sont encore en formation.

Naturellement, l'auto-évaluation est une méthode qu'on ne peut utiliser qu'une partie du temps. Des enseignants et des examinateurs venus de l'extérieur seront engagés pour décider si les élèves doivent être reçus ou recalés à la fin d'un cours. Mais on peut recourir à l'auto-évaluation pendant la série de cours. Cela permet de gagner du temps et donne aux élèves un meilleur sens de leurs responsabilités.

L'auto-évaluation exige que les élèves sachent nettement le niveau qu'on leur demande. Il faut aussi leur donner une idée très précise de la tâche. On peut, par exemple, leur demander:

1. D'observer au microscope 50 lames d'échantillons de sang pour déterminer s'il y a des parasites du paludisme.
2. De remplir les formules de contrôle des stocks dans une pharmacie.
3. De tracer la courbe de température d'un malade sur un graphique.
4. De peser un nourrisson et d'inscrire son poids approximatif.

Dans tous ces exemples, les élèves peuvent comparer leur travail à la réponse correcte et savoir ainsi s'il est satisfaisant. Notez bien que la tricherie n'est pas un problème parce que l'auto-évaluation doit servir à apprendre et non à obtenir des points à un examen.

11.8 **Le contrôle mutuel**

Le contrôle mutuel est une autre méthode qui fait pendant à l'auto-évaluation. On entend par contrôle mutuel l'évaluation des élèves les uns par les autres.

Cette méthode ne convient pas pour décider si les élèves sont reçus ou recalés à la fin du cours, mais elle est très bonne pour les aider à apprendre.

Beaucoup d'élèves demandent à un camarade de les interroger quand ils préparent un examen. L'enseignant peut encourager cette méthode et la guider. Par exemple, vous pouvez donner aux élèves des instructions écrites pour exécuter un travail. Puis un des élèves essaie de faire le travail pendant qu'un autre l'observe et fait des remarques. Ensuite les élèves changent de place et le second fait le travail en étant observé par le premier.

Bien entendu, vous devez fournir les instructions écrites. Vous pouvez les préparer en vous basant sur votre expérience personnelle ou en vous servant d'un manuel.

Le contrôle mutuel peut rendre l'expérience sur le terrain plus riche et plus pertinente pour les élèves. Au lieu d'essayer de faire un travail aussi bien que possible, mais dans le vague, chaque élève est contrôlé par un camarade qui est là pour l'observer et le conseiller.

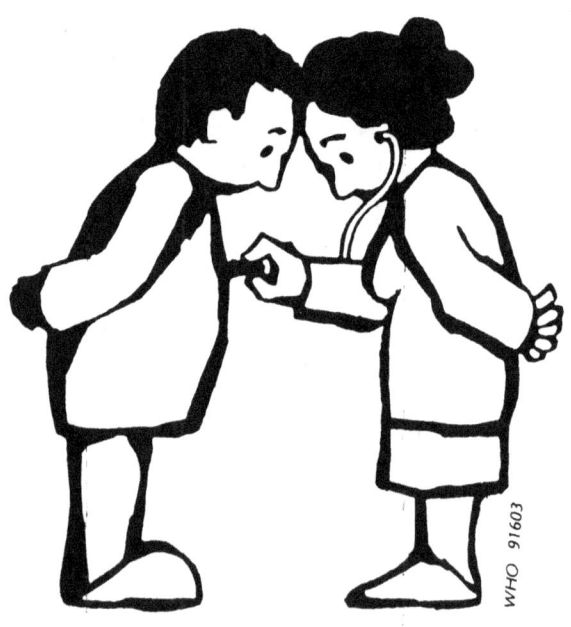

WHO 91603

Puis un des élèves essaie de faire le travail...

11.9 **Résumé**

Exercice

Regardez les trois exemples de méthodes de contrôle donnés ci-dessous. Ensuite faites vos remarques à leur sujet en vous inspirant de certains points de la section 11.2:

— L'évaluation est-elle économe en matériel et en temps?
— L'évaluation porte-t-elle sur les compétences et les aptitudes importantes? (est-elle valable?)
— Les notes données sont-elles exactes (fiables)?
— L'évaluation aide-t-elle les élèves à apprendre?

Regardez maintenant les exemples suivants:

A. A la fin du cours, les élèves passent un examen écrit pour lequel ils doivent rédiger quatre compositions en trois heures. Ensuite un examinateur venu de l'extérieur passe quinze minutes avec chaque élève pour l'interroger oralement sur ce qu'il a appris.
B. Toutes les deux semaines pendant le cours, les élèvent doivent répondre à vingt questions à choix multiples portant sur des sujets tels que les signes et les symptômes des maladies, les méthodes de traitement et la prévention. Les élèves se notent eux-mêmes en comparant leurs réponses aux réponses exactes fournies par l'enseignant.
C. Des élèves-infirmières communautaires passent un mois à travailler avec une collègue expérimentée (il y a deux élèves pour chaque infirmière communautaire). Les élèves font la plus grande partie du travail elles-mêmes sous contrôle. La surveillante rédige ensuite un rapport sur les élèves.

Inscrivez vos propres remarques sur chaque méthode d'évaluation.

Remarques

Méthode	Gain de temps	Valeur	Fiabilité	Utilité pour l'apprentissage
A	médiocre	médiocre	médiocre	médiocre
B	satisfaisant - après la 1re année	néglige beaucoup des compétences importantes	très bonne	bonne
C	médiocre	très bonne	moyenne	bonne

A. Cette méthode est mauvaise à presque tous les points de vue. Il faudra beaucoup de temps pour corriger les copies et faire passer les examens oraux. Après leurs études, les élèves n'auront pas à rédiger des compositions ou à répondre à des examinateurs venus de l'extérieur, de sorte que les compétences vérifiées ne sont pas importantes. La notation des compositions et des examens oraux n'est souvent **pas** fiable. De plus, étant donné l'époque où l'examen a lieu les élèves n'en tireront guère profit.

B. Il faudra beaucoup de temps pour mettre au point les questions à choix multiples. Cependant, on peut les réutiliser tous les ans (moyennant quelques changements) et on peut les corriger très vite. L'évaluation peut porter sur des compétences importantes, selon les questions exactes posées et le travail que les élèves sont formés à exécuter. Cependant, les questions à choix multiples ne vérifient généralement que la connaissance des faits, si bien qu'elles ne permettent pas de contrôler nombre des compétences importantes qu'il faudrait vérifier. Leur fiabilité est excellente; il ne devrait y avoir que très peu d'erreurs de notation. Les élèves doivent apprendre aussi bien en corrigeant le travail de leurs camarades qu'en voyant exactement les erreurs qu'ils ont commises. Toutefois, notez bien que cela ne les aidera qu'à connaître des faits.

C. Cette méthode prend beaucoup de temps parce que la surveillante rédige des rapports individuels. Toutefois, les compétences importantes sont contrôlées. La fiabilité risque d'être faible parce que chaque surveillant peut avoir ses normes personnelles. L'évaluation devrait contribuer très efficacement à l'apprentissage.

Ces exemples montrent que chaque méthode d'évaluation comporte quelques inconvénients. Vous devez avoir conscience de ces problèmes et essayer de les réduire le plus possible. Le chapitre 12 donne des conseils précis sur les différentes méthodes de contrôle.

CHAPITRE 12

Méthodes d'évaluation

Le chapitre précédent passait en revue les questions générales concernant l'évaluation des élèves. Le présent chapitre décrit des méthodes précises qui vous aideront à améliorer votre façon d'évaluer vos élèves. Vous trouverez des exemples pour chaque méthode et des remarques sur ses avantages et ses inconvénients.

12.1 Les examens oraux

Pour un examen oral, chaque élève est interrogé par un ou deux examinateurs. Habituellement, il est demandé à l'élève de dire à l'examinateur ce qu'il sait sur un sujet particulier ou ce qu'il ferait dans telle ou telle circonstance qui pourrait se produire dans son travail.

Les principaux avantages des examens oraux sont que l'examinateur peut demander plus de détails ou pousser plus loin pour découvrir ce que sait réellement chaque élève.

Cependant, ce n'est pas une méthode d'évaluation très satisfaisante. Les élèves sont souvent fortement intimidés par les examinateurs, même si ceux-ci s'efforcent d'adopter une attitude amicale. C'est injuste pour les élèves parce qu'ils n'auront pas à subir ce type de tension dans leur emploi. Lors des examens oraux, beaucoup d'élèves obtiennent des notes plus mauvaises que celles qu'ils méritent. D'autre part, les examens oraux prennent beaucoup de temps et on leur a fréquemment reproché de donner des notes peu fiables. En outre, les examens oraux ne permettent que rarement de vérifier les compétences importantes et ils n'aident généralement pas les élèves à apprendre.

Vous ne devez **pas** recourir aux examens oraux pour évaluer les élèves à moins d'avoir une raison précise de le faire.

12.2 Les compositions

Les compositions ou dissertations ont été très largement employées pour évaluer les élèves qui se destinent aux professions de santé.

Mais cette méthode a elle aussi de très graves inconvénients. Lors d'un cours, il a été demandé aux élèves de rédiger un exposé sur la vaccination antipoliomyélitique. C'est là une très mauvaise habitude d'évaluation, même si le sujet concerne dans une certaine mesure les élèves. (Les élèves allaient être chargés de la vaccination antipoliomyélitique dans le cadre de leur travail.)

Chaque épreuve est mauvaise pour les raisons suivantes:

- Les élèves ne peuvent pas savoir quelles informations l'examinateur juge importantes. Par exemple, doivent-ils décrire l'administration d'un programme de vaccination? Doivent-ils montrer comment la vaccination empêche d'avoir la poliomyélite? Ou bien doivent-ils décrire les effets secondaires?
- La notation risque de ne pas être fiable. Le sujet n'étant pas nettement délimité, les différents enseignants n'accorderont pas la même importance aux différents points et ils les noteront donc différemment. La réussite ou l'échec d'un élève dépendra beaucoup de la personne qui corrige sa copie.
- L'épreuve n'est pas valable. Dans leur emploi les étudiants ne vont pas rédiger des exposés; ils vont vacciner des gens. Il serait donc bien préférable de contrôler les compétences qu'exige cette tâche.
- Il faudra beaucoup de temps pour corriger les copies – si les enseignants le font de façon consciencieuse.
- Les élèves ne tireront sans doute pas un grand profit de l'épreuve.

Comment pourrait-on améliorer cette épreuve de composition?

Tout d'abord, il serait probablement préférable de choisir une autre méthode d'évaluation, et on en trouvera quelques exemples dans les paragraphes qui suivent. Néanmoins, si l'on doit recourir à la composition, il faut:

1. Présenter le sujet d'une manière beaucoup plus précise, par exemple ainsi:

    Dites comment vous expliqueriez à des mères pourquoi leurs enfants doivent être vaccinés contre la poliomyélite» ou *«Expliquez comment le vaccin antipoliomyélitique doit être transporté et administré aux enfants».*

Ces sujets de composition sont plus équitables parce que les élèves voient mieux ce qu'ils doivent rédiger. Ensuite, ils sont plus valables parce qu'ils demandent aux élèves de décrire les compétences qui sont importantes.

2. Il faut préparer un schéma de notation et bien s'y tenir. Il doit comprendre une liste des principaux points à traiter dans la composition et préciser les points à donner pour l'orthographe, la clarté générale de l'exposé, etc. Ce schéma doit être respecté par tous les enseignants chargés de la correction. Cela améliore la fiabilité.

3. Après l'examen, il faut montrer le schéma de notation aux élèves et en discuter avec eux. Cela les aidera dans leur apprentissage.

12.3 Les questions à réponse courte

Les questions à réponse courte permettent à l'enseignant d'interroger ses élèves sur une plus grande partie de son cours et de les noter de façon plus exacte et plus rapide.

Exemple de questions à réponse courte

Les questions suivantes sont tirées d'un examen destiné à de futurs inspecteurs sanitaires.

1. Citez quatre avantages que présente pour un foyer l'élimination correcte des ordures.

   i)
   ii)
   iii)
   iv)

2. Dessinez un schéma illustrant la construction d'un incinérateur simple pouvant être utilisé dans un petit village.

3. Donnez deux exemples de situations où il est préférable d'enfouir les ordures au lieu d'en faire du compost.

   i)
   ii)

Pour les questions à réponse courte, il est souvent demandé aux élèves de citer des exemples, d'indiquer quelques avantages ou de dessiner un schéma. Comme les réponses sont beaucoup plus précises que des compositions, la notation est plus rapide et plus fiable.

De plus, on peut répondre aux questions beaucoup plus rapidement, de sorte que les élèves peuvent être contrôlés sur beaucoup plus de sujets qu'au cours d'un examen.

Cette méthode a pour principal inconvénient qu'elle risque simplement de mettre à l'épreuve l'aptitude des élèves à se souvenir de certains faits plutôt qu'à appliquer leurs connaissances ou leurs compétences.

12.4 Les questions à choix multiples

Les questions à choix multiples sont souvent appelées QCM. Elles vont au-delà des questions à réponse courte parce que les élèves n'ont pas à écrire des mots. Ils choisissent simplement celle des réponses qui est la meilleure.

Il est possible d'offrir quatre ou six choix pour répondre aux questions à choix multiples, mais le nombre le plus courant est cinq. C'est pourquoi on appelle parfois ce type de question la QCM *«une sur cinq»*.

Exemple d'une QCM du type une sur cinq

Un malade vous dit qu'il est inquiet parce qu'il a un œil rouge. Vous ne trouvez aucun corps étranger dans l'œil, mais vous constatez que la pupille est plus grande dans l'œil rouge et qu'elle ne réagit pas à la lumière. Quel est le diagnostic le plus probable?

A. Trachome
B. Conjonctivite
C. Iritis
D. Ulcère de la cornée
E. Glaucome

Dans cet exemple, l'élève doit choisir entre les réponses possibles en sélectionnant la meilleure, en l'occurrence *«E»*. Dans ce type de question, il y a un *texte* (*«Un malade vous dit ... diagnostic le plus probable»*) et cinq choix.

Il existe aussi des QCM du type vrai ou faux.

Exemple d'une QCM du type vrai ou faux

Dans le glaucome

A   Il y a habituellement des taches blanches ou grises sur la cornée   V F
B   Les pupilles sont irrégulières   V F
C   Il peut n'y avoir qu'un seul œil rouge   V F
D   Le malade doit être aiguillé sur un centre de santé   V F
E   La cause la plus vraisemblable est un corps étranger   V F

Là encore il y a un *texte*; dans cet exemple il est très bref: «*Dans le glaucome*».

Mais cette fois-ci, le texte est suivi de plusieurs affirmations. Pour chaque affirmation l'élève doit décider si elle est vraie ou fausse. Dans le cas présent, «*A*» est faux et l'élève doit donc entourer d'un cercle la lettre «*F*». «*B*» est également faux, mais «*C*» et «*D*» sont vrais, tandis que «*E*» est faux, de sorte que l'élève doit entourer d'un cercle successivement les lettres F, F, V, V et F. Dans cet exemple, l'élève doit répondre aux cinq parties de la question.

Ces deux types de questions sont employés assez couramment, mais on préfère souvent les questions du type vrai ou faux parce qu'il est plus facile de les comprendre et qu'elles peuvent être utilisées pour tester les élèves sur un plus grand nombre de faits

Dans quelle mesure les QCM sont-elles utiles?

Les réponses aux QCM peuvent être corrigées très rapidement et de façon exacte. De plus, les élèves peuvent répondre très rapidement aux QCM si bien qu'il est possible de poser de nombreuses questions de ce type lors d'un examen. Par conséquent, on peut couvrir une grande partie du cours.

D'un autre côté, les QCM présentent de sérieux inconvénients. Il est très difficile de rédiger les questions clairement, de sorte que leur rédaction prend beaucoup de temps. Un autre problème très sérieux est que les QCM ne permettent habituellement que de vérifier les connaissances des élèves. Elles ne vérifient que rarement la capacité de décision et elles ne peuvent pas contrôler l'aptitude des élèves à communiquer ou à accomplir des actes médicaux. Cela signifie que les QCM ne sont probablement valables que pour une faible partie de votre cours.

Néanmoins, les QCM peuvent être utiles. Elles peuvent servir à vérifier la connaissance des faits, surtout pendant le cours. En outre, elles sont très utiles pour l'auto-évaluation ou le contrôle mutuel.

Si vous décidez d'utiliser les QCM, les points suivants peuvent être utiles:

- Vous devez prévoir en gros deux minutes pour répondre à chaque question comportant cinq réponses du type vrai ou faux. Par conséquent, en une heure les élèves devraient pouvoir répondre à une trentaine de questions. Si vous constatez que les élèves n'ont pas le temps de finir, réduisez le nombre des questions. Ce n'est pas une course.
- Pour les questions du type vrai ou faux, donnez aux élèves un point pour chaque réponse correcte, un zéro s'il n'y a pas de réponse et un point de moins pour chaque réponse inexacte.

Pour les questions du type une sur cinq, appliquez le même système mais sans retirer un point pour les réponses inexactes.

- Pour les QCM la note d'admission doit être élevée parce que les questions doivent porter sur les connaissances de base que tous les élèves doivent posséder. On peut donc très bien la fixer à 8 ou 9 sur 10. Il est préférable de poser des questions faciles avec une notation sévère que des questions plus difficiles pour lesquelles les élèves seraient admis avec une note de seulement 5 ou 6 sur 10.
- La notation est beaucoup plus rapide si les élèves répondent sur une feuille distincte. On peut alors poser sur la feuille de réponse un cache évidé à l'endroit des réponses justes.

Observez l'exemple ci-après. Trois réponses justes apparaissent, de sorte que vous donnez trois points. Comme quatre réponses ont été cochées, c'est qu'il y en a une fausse et qu'il faut enlever un point. La note pour cette question est donc 2 (3 − 1).

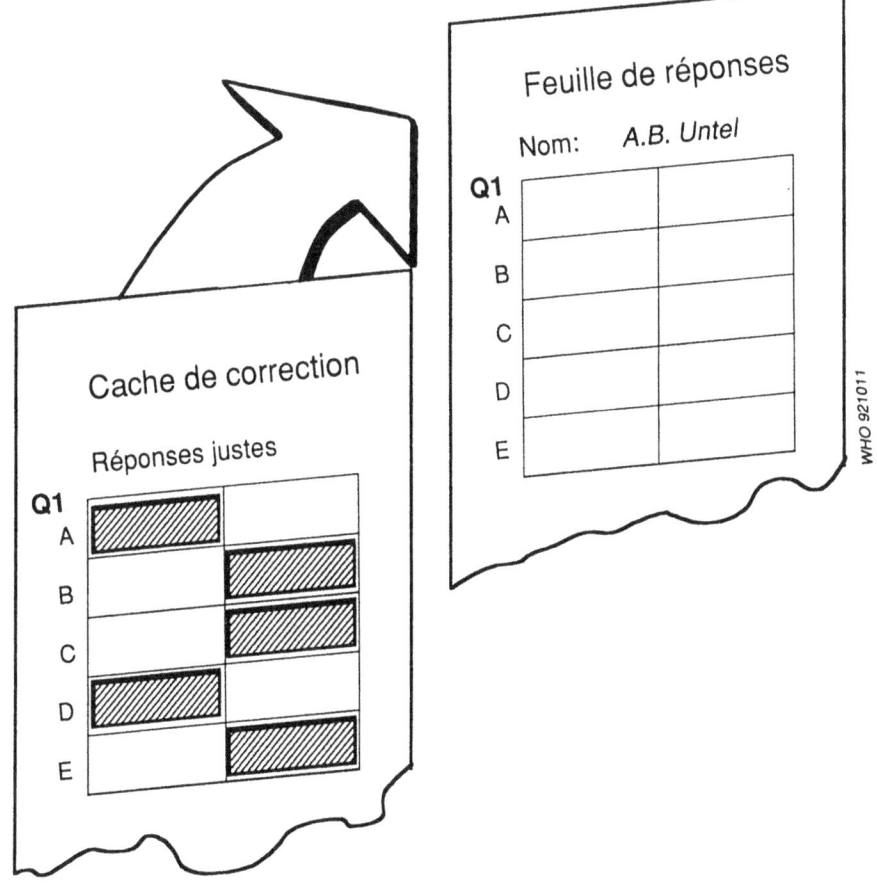

12.5 **Problèmes de prise en charge des malades**

Les problèmes de prise en charge des malades sont un prolongement des questions à réponse courte. Leur principale caractéristique est qu'on pose une série de questions sur un cas. Cette méthode peut être utilisée pour contrôler les élèves dans un grand nombre de matières. On peut s'en servir chaque fois qu'on forme des élèves à prendre des décisions. Par conséquent, elle est très utile pour évaluer des élèves qui se préparent à être éducateurs sanitaires, agents de santé communautaires, infirmières communautaires, inspecteurs sanitaires, etc.

Exemple d'un problème de prise en charge d'un malade

Madame A. arrive au centre de santé et vous dit qu'elle est tout le temps fatiguée. Elle vous demande un remontant. Vous apprenez qu'elle a trente ans et qu'elle est enceinte d'environ cinq mois.

---

1. Citez les trois causes de fatigue auxquelles vous pensez.
2. Ecrivez deux autres questions que vous souhaiteriez poser à Madame A.
3. A la suite des réponses de Madame A, vous soupçonnez une anémie. Quels signes physiques rechercheriez-vous?
4. Votre examen confirme votre diagnostic d'anémie. Quel traitement (le cas échéant) lui prescririez-vous et quels autres conseils lui donneriez-vous?

Cet exemple présente les avantages d'une question à réponse courte. L'élève voit clairement ce qu'on lui demande et il sera possible de noter la réponse rapidement et de façon fiable (à condition que tous les enseignants concernés soient d'accord sur les causes possibles de fatigue). De plus, cet exemple est beaucoup plus valable en tant que test parce qu'il repose sur le type de travail pour lequel les élèves reçoivent une formation. (Bien entendu, ce serait beaucoup mieux si chaque élève pouvait interroger et examiner Madame A.) Si les élèves peuvent voir le schéma de notation après l'examen, ils pourront aussi en tirer des renseignements.

Comment rédiger des problèmes sur la prise en charge des malades?

Il est généralement plus facile de s'appuyer sur un cas réel qu'on a connu soi-même, par exemple un garçon qu'on a amené avec des douleurs abdominales violentes ou une mère qui refusait tout conseil de diététique bien que ses enfants soient malnutris. Bien entendu, vous ne pouvez le faire que si vous travaillez encore vous-même comme agent de santé. En revanche, si vous enseignez à plein temps, vous pouvez vous entretenir avec des agents de santé ou, mieux encore, passer une demi-journée avec un agent de santé pour noter des exemples de cas.

L'étape suivante consiste à diviser le cas en plusieurs stades. Que s'est-il passé au départ? Quelles décisions a-t-il fallu prendre? Quelles autres solutions y avait-il?

Vous devrez ensuite décider quels renseignements vous devez fournir à vos élèves et quelles questions vous devez leur poser.

A ce stade vous aurez un problème de prise en charge de malade, mais il vous faudra encore mettre au point un schéma de notation. Dressez la liste de toutes les réponses, vraies ou fausses, qu'à votre avis les élèves pourraient vous donner. Ensuite, décidez combien de points vous donnerez pour chacune des réponses possibles.

12.6 **Comptes rendus de projets**

Dans de nombreux cours, on demande aux élèves de travailler sur un projet. Cela peut consister par exemple à faire une enquête sur la communauté ou à travailler dans une équipe de soins de santé pendant quelques semaines. Souvent les élèves doivent présenter un compte rendu du projet et cela peut prendre beaucoup de temps.

Bien entendu, les élèves seront davantage motivés pendant leur stage si le compte rendu fait l'objet d'une évaluation et si les notes comptent pour l'examen final.

Cependant, il est extrêmement difficile de noter les comptes rendus de façon équitable parce qu'il n'y a généralement pas de normes nettes sur lesquelles les enseignants puissent se baser. Certains élèves feront un très bon travail mais présenteront un compte rendu médiocre. D'autres présenteront un compte rendu très complet et très clair mais portant sur un mauvais travail. De ces deux cas lequel est le meilleur et quelle norme devez-vous appliquer?

Les indications suivantes pourront vous aider à évaluer les comptes rendus de projets.

1. Le travail sur le projet doit être évalué par au moins deux personnes qui noteront séparément. Les deux notes devront ensuite être comparées et discutées pour aboutir à une notation définitive.
2. Quand c'est possible, expliquez aux élèves les normes qu'ils doivent s'efforcer d'atteindre. Dites-leur ce que vous estimez être un bon projet. Si possible, dites-leur combien de données ils doivent recueillir, combien de cas ils doivent examiner et quel genre de graphiques ou de tableaux leur serait utile. Mais veillez à ne pas imposer aux élèves des limites trop rigides.
3. Montrez aux élèves quelques comptes rendus des années précédentes que vous jugez satisfaisants et aussi d'autres que vous jugez mauvais. Expliquez vos raisons. Naturellement vous ne pouvez pas procéder ainsi la première fois que vous faites réaliser des projets; donc il sera peut-être préférable de ne pas faire figurer dans l'évaluation globale les notes obtenues pour les premiers projets.

L'emploi de projets pour l'évaluation pose manifestement quelques problèmes à l'enseignant. Quelle est leur valeur? La correction des comptes rendus prend longtemps et la notation n'est pas toujours fiable. Néanmoins, cette méthode d'évaluation peut être valable si les projets sont sélectionnés avec soin de manière à obliger les élèves à s'exercer aux compétences importantes. Les projets peuvent surtout constituer des expériences d'apprentissage très enrichissantes et leur évaluation doit donc inciter les élèves à faire un maximum d'efforts.

12.7 Les carnets d'appréciation

Les carnets d'appréciation ont été largement utilisés pour former le personnel infirmier et peuvent aussi servir dans les cours destinés à d'autres catégories de personnel chargé des soins de santé primaires.

Le carnet d'appréciation contient une liste de compétences ou de tâches que l'élève doit être capable de faire. Ces tâches sont les objectifs, ou tout au moins certains des objectifs du cours. Les élèves doivent apprendre comment faire chacune des tâches et, quand ils sont prêts, ils peuvent demander à un enseignant d'en contrôler l'exécution. Pendant le cours les élèves doivent accomplir toutes les tâches de façon satisfaisante. Si un enseignant estime que le travail d'un élève n'est pas assez satisfaisant, il lui explique les fautes qu'il a commises et l'élève pourra recommencer plus tard.

Exemple: Page extraite du carnet d'appréciation d'un élève

Tâche	Date	Signature
17. Préparer un bloc-notes géant pour un groupe de trente personnes. 18. Conseiller une femme enceinte sur les soins prénatals.	20.10.90	*M. Gunn*

Cette méthode d'appréciation absorbe une bonne partie du temps de l'enseignant parce qu'il doit voir chaque élève et évaluer sa performance. Elle peut être difficile à mettre au point parce que les enseignants ne sont pas toujours disponibles quand l'élève est prêt à être évalué. La fiabilité peut poser des problèmes. Cependant, il y a de nombreux avantages. Le principal est que les carnets d'appréciation aident à apprendre en précisant aux élèves ce qui doit être su. De plus, ils permettent de s'assurer que, quand l'élève n'est pas au niveau, il trouve un enseignant pour le conseiller. Le second avantage est la grande validité de la méthode car les élèves sont contrôlés sur la façon dont ils exécutent les tâches et les travaux pour lesquels ils sont formés.

C'est un type d'évaluation légèrement différent. Vous ne donnez pas aux élèves une note sur dix pour chaque performance; vous décidez simplement si leurs résultats sont suffisamment bons ou non. Si, à la fin du cours, un élève a fait de façon correcte 23 tâches sur les 29 imposées, c'est aux examinateurs de décider s'il est admis. Pour certains cours, les élèves devront avoir un niveau suffisant pour toutes les tâches. Pour d'autres, il sera peut-être inutile d'exiger un niveau aussi élevé.

12.8 Les listes de contrôle

Les listes de contrôle ne sont pas tant une méthode d'évaluation qu'une façon d'améliorer les autres formes de contrôle. On reproche souvent à l'évaluation des tâches pratiques ou cliniques de ne pas être fiable. Chaque examinateur applique des normes différentes. Les listes de contrôle réduisent ce problème et permettent aussi d'évaluer la *façon* dont l'élève accomplit la tâche.

Exemple: Une liste de contrôle pour la tâche «Préparez une lame avec un échantillon de votre sang»

	Pas fait	Bien fait
1. Utilise le médius ou l'annulaire		
2 Se nettoie le doigt avec de l'alcool		
3 Se sèche le doigt avec un morceau d'ouate propre		
4 Laisse le sang couler de lui-même après s'être piqué avec une aiguille		
5 Met une seule goutte de sang au milieu de la lame		
6 Utilise une deuxième lame pour étaler le sang. Laisse le sang s'étaler à l'extrémité de la deuxième lame		
7 Pousse la deuxième lame rapidement sur la première		
8 Etale le sang *derrière* la deuxième lame		
9 Ne souffle *pas* sur la lame et ne la secoue *pas*		

L'examinateur peut observer comment l'élève prépare l'étalement de sang et cocher dans la colonne de droite tout ce qui est bien fait. A la fin du contrôle, l'examinateur additionne les cases «Bien fait» dans la colonne de droite et attribue à l'élève une note sur 9. C'est à l'examinateur de fixer la note qui permet d'être reçu. Dans cet exemple, l'examinateur peut estimer qu'une note 7 sur 9 constitue une note correcte pour ce test. Pour d'autres épreuves, l'examinateur pourrait exiger 5 sur 10 ou 9 sur 10. Le niveau exigé dépend de chaque test.

L'avantage d'une liste de contrôle est qu'elle permet une notation plus juste. Si différents examinateurs observent un élève effectuant le test, il y a de plus fortes chances qu'ils lui donnent la même note s'ils ont une liste de contrôle. La liste de contrôle est aussi très utile pour fournir aux élèves ou aux enseignants une rétro-information parce que les preuves sont nettes et simples. L'examinateur pourrait dire à l'enseignant «*La plupart de vos élèves ont très bien fait le test de la lame de sang, mais j'ai remarqué qu'environ la moitié d'entre eux poussaient la goutte de sang au lieu de la tirer derrière la lame du dessus*». Cela permettrait à l'enseignant de voir qu'il doit insister davantage sur ce point la fois suivante.

On peut donner de la même façon des renseignements détaillés à chaque élève. Par exemple, on pourrait permettre à chacun de voir la liste de contrôle qui le concerne.

Cet exemple portait sur l'évaluation d'une compétence psycho-motrice. Des listes de contrôle analogues peuvent être établies pour évaluer les compétences en matière de communication et les attitudes, mais c'est souvent assez difficile.

Notez que vous pouvez préparer une liste de contrôle à partir d'une analyse de tâche.

12.9 Evaluation en cours d'emploi

Pendant le cours de formation, vos élèves passeront probablement un certain temps à travailler dans les hôpitaux, des centres de santé ou des dispensaires. Ils s'y entraîneront aux compétences en matière de communication et aux compétences psychomotrices qu'exige leur emploi. Ce temps pourra être mis à profit aussi bien pour l'évaluation que pour l'enseignement.

Le travail des élèves sera évalué par beaucoup de personnes différentes, si bien que l'appréciation en cours d'emploi sera probablement plus fiable si les examinateurs se reportent à une liste de contrôle. Celle-ci doit être assez simple, comme indiqué dans l'exemple ci-après.

Exemple: Liste de contrôle pour évaluer des élèves dans un centre de santé

	Pleinement satisfaisant	Très moyen	Insuffisant
1 Tient des dossiers complets et exacts			
2 Respecte les règles d'asepsie			
3 Entretient de bons rapports avec les malades			

Et ainsi de suite.

Les infirmières ou les agents de santé qui contrôlent les élèves peuvent se servir de listes de contrôle simples pour donner une image nette de ce que les élèves peuvent ou ne peuvent pas faire. Vous pouvez ensuite utiliser ces informations:

1 Pour décider si les élèves doivent être admis ou recalés.
2 Pour donner aux élèves un avis sur ce qu'ils ont besoin d'apprendre.
3 Pour améliorer le cours dans les matières qui sont mal sues.

Ce type de liste de contrôle est lui aussi préparé à partir d'une analyse de tâche.

Les listes de contrôle peuvent également être employées pour aider à évaluer les attitudes.

Exemple: Liste de contrôle pour évaluer les attitudes

1 Pleine de bonne volonté	├──┼──┼──┼──┤	En fait le moins possible
2 Accepte volontiers les instructions	├──┼──┼──┼──┤	S'irrite des instructions ou n'en tient pas compte
3 S'intéresse beaucoup aux malades	├──┼──┼──┼──┤	Ne s'intéresse pas aux malades

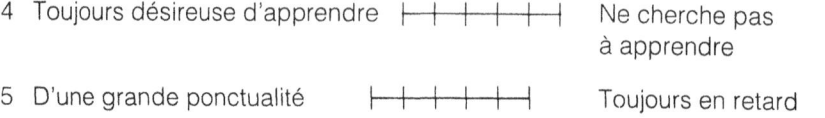

4   Toujours désireuse d'apprendre ├─┼─┼─┼─┤   Ne cherche pas
                                                à apprendre

5   D'une grande ponctualité   ├─┼─┼─┼─┤   Toujours en retard

---

Cette liste de contrôle peut être utilisée par une infirmière principale ou une surveillante dans une salle d'hôpital où les élèves-infirmières font une partie de leur stage. La surveillante remplirait une fiche par élève-infirmière. A la fin du stage de formation, elle réfléchirait à la façon dont chaque élève-infirmière avait travaillé pendant son séjour dans le service.

Par exemple, certaines infirmières pourraient faire très volontiers ce qu'on leur demanderait, mais ne sembleraient pas très enthousiastes et n'offriraient jamais d'en faire plus. La surveillante le noterait sur leur fiche en traçant une croix vers le milieu de la ligne.

1. Pleine de bonne volonté   ├─┼─✳─┼─┤   En fait le moins possible

De cette façon, la surveillante peut donner à l'enseignant chargé du cours un résumé équitable et rapide des attitudes des élèves-infirmières. Cette liste de contrôle peut être utilisée pour conseiller les élèves-infirmières et elle peut faire partie de l'évaluation globale qui servira à décider si elles sont admises ou recalées.

12.10   **Résumé**

Aucune méthode d'évaluation n'est parfaite. Chacune a quelques avantages et quelques inconvénients. Vous devrez donc employer des méthodes diverses dans toute la mesure du possible.

Pour bien faire, vous devrez d'abord décider quelles sont les compétences qu'il est nécessaire d'évaluer. Ces compétences sont les objectifs d'exécution du cours.

Ensuite, vous devrez choisir la meilleure méthode pour évaluer ces compétences. Le choix de cette méthode sera déterminé par:

— la réglementation établie pour le cours
— le gain de temps
— la fiabilité
— la validité
— l'utilité comme outil d'apprentissage

4

Préparation des matériels d'enseignement

CHAPITRE 13

La planification initiale

Cette partie du livre a pour but d'aider les enseignants à planifier, rédiger, produire et évaluer les matériels qui aideront les élèves à apprendre. Ces matériels vont des simples pages polycopiées qui sont utilisées pendant les cours jusqu'aux manuels complets que les agents de santé utiliseront dans leur emploi.

Le présent chapitre décrit la planification initiale: comment le matériel sera-t-il utilisé? Qui s'en servira?

Le chapitre 14 décrit les façons de rédiger et d'évaluer le matériel d'enseignement.

Le chapitre 15 explique comment utiliser les illustrations et quel mode de présentation il faut employer.

Le chapitre 16 contient des suggestions sur les moyens de réaliser et de diffuser des copies du matériel d'enseignement.

Dans chaque chapitre, la première partie est destinée aux enseignants qui produisent du matériel pédagogique destiné à leur propre classe ou à un petit groupe d'élèves. La deuxième partie donne plus de conseils sur les méthodes à employer pour produire des manuels destinés à un plus grand nombre de gens.

13.1 Qu'est-ce qu'un matériel pédagogique?

Les matériels pédagogiques sont tout ce qui aide les gens à apprendre. En d'autres termes, ce sont des matériels qui enseignent, par exemple:

— Des notes qui récapitulent les principaux points d'une leçon ou d'un cours
— Une série de questions auxquelles on demande aux élèves de répondre
— Des livres de classe
— Des fiches contenant des instructions pour exécuter diverses tâches
— Des manuels qui aident les agents de santé sur le terrain à poser un diagnostic.

13.2 Pourquoi les enseignants doivent-ils préparer des matériels pédagogiques?

Il est généralement difficile de préparer des matériels pédagogiques et cela prend souvent beaucoup de temps. Pourquoi les enseignants doivent-ils donc assumer cette tâche supplémentaire?

Les raisons sont les suivantes:

- Les élèves peuvent étudier le matériel à tout moment, de sorte qu'ils sont moins dépendants de l'enseignant.
- Les matériels pédagogiques aident les élèves à mieux apprendre.
- Les matériels pédagogiques peuvent rendre l'apprentissage plus actif (voir section 6.5).

Bien entendu, les enseignants peuvent utiliser les matériels préparés par d'autres gens. Par exemple, de nombreux livres et manuels ont été rédigés expressément à l'intention des agents de santé. Lorsqu'on peut se les procurer et qu'ils conviennent, il faut les utiliser. Toutefois, les livres et les manuels sont souvent rédigés pour des catégories différentes d'agents de santé ou pour être utilisés dans des pays différents. Par conséquent, les enseignants doivent souvent adapter ces livres, ou même rédiger leurs propres livres ou manuels pour leurs élèves.

13.3 Commencer à planifier le matériel

Avant de commencer à rédiger le moindre matériel pédagogique, vous devez envisager certaines questions. Elles figurent ci-après puis sont discutées dans les sections 13.4 à 13.8.

Planification initiale — Liste des questions

- Le matériel est-il nécessaire?
- Comment le matériel sera-t-il utilisé?
- A qui le matériel est-il destiné?
- Où l'agent de santé utilisera-t-il le matériel?
- Comment vous organiserez-vous pour la rédaction et la réalisation?

13.4 Le matériel est-il nécessaire?

Les matériels d'enseignement ne valent la peine d'être rédigés que s'ils répondent à un besoin. Il importe de décider exactement quel est ce besoin, afin que le matériel puisse être préparé expressément à cette fin.

Exemples: circonstances où il peut être utile d'avoir des matériels pédagogiques

Vous constaterez peut-être que vous devez expliquer très souvent comment utiliser tel ou tel équipement. Il serait peut-être plus facile de rédiger le mode d'emploi afin que les élèves puissent apprendre d'eux-mêmes comment utiliser l'équipement.

Vous constaterez peut-être que les élèves trouvent une partie du cours très difficile. Vous pourriez donc leur donner quelques exercices à faire pour qu'ils s'entraînent à exécuter les tâches qu'ils ont apprises pendant cette partie du cours.

Vous pourriez dresser une liste des tâches que les élèves doivent être capables de faire à votre avis. Cela les guiderait et les aiderait à s'assurer qu'ils ont bien acquis toutes les compétences nécessaires.

Vous pourriez constater que les médicaments ne sont pas stockés comme il convient ou que la posologie prescrite n'est pas la bonne. Des textes écrits pourraient aider à l'éviter.

Si vous constatez qu'un manuel ou quelque autre type de matériel écrit est nécessaire, vous devez aussi vérifier:

— qu'il n'existe aucun autre matériel approprié
— que les gens qui doivent, à votre avis, lire le manuel sont capables et désireux de l'utiliser.

13.5 Comment le matériel sera-t-il utilisé?

Le matériel pédagogique peut être employé de diverses façons. Le style, la disposition du texte et le nombre d'explications données dépendront tous de la manière dont l'agent de santé devrait, à votre avis, utiliser le matériel.

1. **Emploi comme matériel de formation.** Les matériels peuvent servir à présenter des informations nouvelles ou à décrire des compétences que les élèves doivent acquérir. Dans ce cas, le matériel doit comporter des explications détaillées, des instructions point par point, beaucoup d'exemples et éventuellement quelques exercices.

   Le matériel de ce genre pourrait être employé pendant le cours de formation initial ou en vue d'expliquer des méthodes nouvelles pour faire une tâche particulière. On pourrait aussi s'en servir pour le recyclage des agents de santé.

2. **Emploi comme matériel de référence.** Les matériels peuvent aussi être utilisés pour rappeler aux agents de santé des faits ou des compétences qu'ils ont appris pendant le cours de formation.

   Ces matériels sont appelés matériels de référence et ils se présentent souvent sous la forme de manuels.

Un manuel de référence pourrait indiquer la posologie des médicaments, à laquelle l'agent de santé a constamment besoin de se reporter. Par contre, le manuel pourrait aussi contenir des détails sur des activités qui ne sont que rarement effectuées. Par exemple, comme les auxiliaires médicaux n'ont pas souvent à donner des conseils sur l'endroit où forer un puits, ils auront probablement besoin de consulter un manuel pour savoir à quelle distance d'un puits il est recommandé de construire des latrines.

Le matériel de référence doit comporter de bons index afin que les agents de santé puissent trouver rapidement les renseignements nécessaires. Il n'est pas nécessaire de donner autant d'explications parce que le but est de rappeler aux agents de santé ce qu'ils ont déjà appris. Chaque partie du matériel doit être complète par elle-même parce que les agents de santé n'auront à se référer qu'à une seule partie à la fois: ils ne vont pas lire d'un bout à l'autre le livre ou le manuel.

Les enseignants et d'autres personnes qui rédigent des manuels doivent décider dès le départ du type de matériel qu'ils veulent réaliser parce qu'une telle décision influe sur la disposition de l'ouvrage et le style.

13.6 A qui le matériel est-il destiné?

Les matériels pédagogiques doivent être conçus pour convenir aux gens qui les utiliseront. Il vous faudra donc déterminer quel est votre auditoire. Voici quelques questions auxquelles vous devez être capables de répondre avant de commencer à rédiger.

Que sait déjà l'agent de santé?

En principe, le matériel ne doit pas répéter des informations que l'agent de santé connaît déjà, pas plus qu'il ne faut supposer que le lecteur aura des connaissances qu'en réalité il n'a pas.

Cet équilibre idéal est difficile à réaliser et tout à fait impossible si les agents de santé ont des origines différentes. Si vous avez des doutes, il est généralement préférable de se baser sur l'hypothèse qu'ils *ignorent* telle ou telle chose. Par exemple, il est inutile de parler d'œdème à propos d'une liste de signes cliniques si certains des agents de santé ne comprennent pas ce mot. Pour vaincre ce problème, parlez aux gens qui auront besoin d'utiliser le matériel afin que vous puissiez déterminer exactement ce qu'ils savent.

L'agent de santé peut-il bien lire?

Même si toutes les personnes qui utiliseront le manuel seront capables de lire, elles ne liront pas toutes aussi bien. C'est particulièrement important si la langue dans laquelle est rédigé le manuel n'est pas la langue maternelle de l'agent de santé. Par conséquent, le langage et le style doivent être assez simples pour que les agents de santé puissent comprendre.

Vous devrez tester le manuel avec un groupe d'agents de santé pour déterminer ce qu'ils comprennent. Par exemple, ce livre-ci a été évalué avec des groupes d'enseignants pour savoir s'il se lit aisément.

L'agent de santé peut-il comprendre les diagrammes?

Les diagrammes servent généralement à rendre une explication plus claire. Un bon diagramme peut remplacer des centaines de mots et l'on s'en souvient plus facilement. Toutefois, comprendre des diagrammes est une aptitude qu'il faut apprendre et certains agents de santé ne l'ont peut-être pas entièrement acquise. Vous devrez vérifier si les agents de santé peuvent comprendre vos diagrammes.

L'agent de santé aura-t-il le temps de lire le matériel pédagogique?

Il ne sert à rien de réaliser des manuels longs et détaillés qu'on ne lira pas. Il sera peut-être préférable de rédiger un manuel moins complet que les agents de santé auront le temps d'utiliser. Une autre formule consisterait à rédiger plusieurs manuels plus courts au lieu d'un seul assez long. Si vous faites cela, les agents de santé seront davantage incités à utiliser au moins un des manuels plus courts.

L'agent de santé aura-t-il le temps et les ressources nécessaires pour faire les tâches décrites?

Les manuels décrivent parfois des tâches qui ne sont pas réalistes. C'est soit parce que l'agent de santé a beaucoup d'autres choses à faire, soit parce qu'il ne dispose pas du matériel, des médicaments ou de l'espace nécessaires. Si tel est le cas, le manuel ne servira à rien.

Les idées exprimées dans le matériel seront-elles acceptables pour l'agent de santé?

Vous devez tenir compte des différentes traditions et des différents milieux religieux et culturels des agents de santé. Par exemple, un manuel décrivant des méthodes de contraception ou de stérilisation ne serait peut-être guère utile si ces idées vont à l'encontre des convictions religieuses du lecteur. Les personnels qui ont une autre religion ou d'autres traditions n'admettront peut-être pas des idées qui sont bonnes d'un point de vue strictement médical mais qui sont en opposition avec leur culture. Les idées de ce genre devront être présentées avec le plus grand soin.

13.7 Où l'agent de santé utilisera-t-il le matériel?

Si les agents de santé emportent le matériel pédagogique (un manuel par exemple) sur le lieu de travail, les explications doivent être très détaillées parce qu'il n'y aura personne pour aider les lecteurs s'ils ne comprennent pas bien. Par contre, si le manuel est utilisé en un lieu où les lecteurs sont bien encadrés ou reçoivent des conseils, il sera préférable que les explications soient plus brèves.

Si les élèves vont utiliser le matériel dans un établissement de formation où ils peuvent être aidés, vous aurez beaucoup plus de latitude pour appliquer des méthodes de présentation de l'information qui sont moins familières. Par exemple, vous pourrez recourir davantage aux diagrammes, graphiques ou ordinogrammes.

13.8 Comment vous organiserez-vous pour la rédaction et la réalisation du matériel?

Quand vous aurez décidé des grandes lignes du matériel pédagogique, vous devrez établir un plan pour sa rédaction et sa réalisation.

Cela ne sera pas nécessaire pour des feuilles polycopiées ou du matériel très succinct utilisé par un seul enseignant. Par contre, quand il s'agit d'un manuel plus important ou de plusieurs personnes, un plan est indispensable.

Les étapes à franchir sont souvent les suivantes:

Etapes de la rédaction des manuels et des matériels pédagogiques écrits

1. Prenez les premières décisions pour la planification, comme indiqué dans la section 13.3.
2. Décidez du contenu d'ensemble du manuel et de ce que comportera chaque partie.
3. Rédigez un brouillon.
4. Discutez de ce brouillon avec des collègues et avec quelques-unes des personnes pour lesquelles vous rédigez le matériel (par exemple, des agents de santé expérimentés et vos élèves).
5. Révisez votre brouillon en suivant la disposition souhaitée pour la version finale. Ajoutez les figures, les illustrations et l'index.
6. Evaluez le matériel.
7. Révisez de nouveau le matériel.
8. Prenez les dispositions nécessaires pour l'impression ou la reproduction du matériel.
9. Produisez et distribuez la première édition du manuel.

Ces étapes ne sont pas rigides. Il peut s'avérer nécessaire de réviser plusieurs fois le texte. Des étapes supplémentaires seront peut-être nécessaires, par exemple pour préparer les stages au cours desquels les agents de santé apprendront à utiliser le matériel. Peut-être y aura-t-il une étape d'évaluation plus tôt dans le processus. Quoi qu'il en soit, ce schéma général devrait constituer un guide utile.

Le chapitre 16 contient une liste plus détaillée des étapes.

CHAPITRE 14

Rédaction et évaluation du matériel d'enseignement

Le présent chapitre décrit les moyens de rédiger et d'évaluer le matériel pédagogique, tandis que le chapitre 15 indique comment les mots doivent être disposés sur la page et comment les illustrations peuvent être utilisées pour mieux faire comprendre le texte. Certains auteurs préparent en même temps le texte et la disposition générale, mais pour que notre explication soit plus claire nous décrirons séparément ces deux processus.

14.1 Choix des objectifs

Les manuels et matériels pédagogiques sont rédigés pour aider les gens à accomplir des tâches. Par exemple, un manuel intitulé *«Les urgences en obstétrique»* est conçu pour permettre aux agents de santé ruraux de prendre en charge les femmes qui présentent une urgence obstétricale et de savoir quand il faut les aiguiller sur un hôpital. Un autre matériel pédagogique de dimension beaucoup plus modeste a pour titre *«Comment enregistrer l'administration des médicaments»*. Dans ces deux cas, les objectifs généraux du matériel sont clairs et ont probablement été fixés au stade de la planification initiale quand on a pris conscience de la nécessité du manuel ou du matériel pédagogique.

Vous devez ensuite déterminer exactement ce que l'agent de santé doit être capable de faire. De quelles urgences obstétricales doit-il s'occuper? De quelle façon exacte les agents de santé ruraux doivent-ils prendre en charge chaque type d'urgence? Sans doute la meilleure façon de le faire consiste-t-elle à effectuer une analyse de tâche. (L'auteur a fait plusieurs analyses de tâche pour le travail fait par les enseignants qui forment les agents de santé, si bien que le présent ouvrage devrait être utile pour ces enseignants.)

L'analyse de tâche vous aidera:

— à inclure toutes les informations nécessaires;
— à laisser de côté les informations inutiles;
— à fournir les informations dans l'ordre correct;

— à décrire toutes les situations où il faut prendre une décision;
— à éviter les instructions vagues.

Les sections 14.2 à 14.5 donnent des exemples de la façon dont l'analyse de tâche peut être utilisée pour rédiger les manuels.

14.2 Inclure toutes les informations nécessaires

Les matériels d'enseignement et les manuels doivent comprendre toutes les informations dont les agents de santé ont besoin pour faire un travail.

Cela peut paraître évident, et pourtant il manque souvent dans les manuels des étapes ou des faits essentiels. Lisez l'exemple d'instructions insuffisantes donné ci-dessous et essayez de découvrir les informations qui ont été omises.

Exemple - Informations omises dans un manuel

Comment prendre la température d'un malade

Suivez les quatre étapes décrites ci-dessous:

1. Demandez au malade d'introduire la partie mince du thermomètre dans l'anus. S'il s'agit d'un jeune enfant ou d'une personne incapable de le faire elle-même, introduisez vous-même le thermomètre.
2. Laissez le thermomètre dans l'anus pendant environ deux minutes. Si le malade est un adulte, il doit être allongé sur le côté. S'il s'agit d'un enfant, il doit être couché sur le ventre et l'on doit le tenir.
3. Retirez le thermomètre et regardez jusqu'à quel tiret la ligne qui est dans le thermomètre est montée. Si la ligne dépasse 37,5 °C, le malade a de la fièvre.
4. Nettoyez la partie du thermomètre qui a été placée dans l'anus avec de l'ouate et de l'eau savonneuse. Rangez le thermomètre en un lieu sûr.

Vous aurez probablement remarqué qu'en suivant ces instructions un agent de santé n'aura:

— ni lubrifié le thermomètre
— ni secoué le thermomètre pour faire descendre le mercure.

On aurait évité cette erreur si l'on avait fait une analyse de tâche, et surtout si on l'avait vérifiée en observant comment un agent de santé accomplit cette tâche.

14.3 Laisser de côté les informations inutiles

Les auteurs sont toujours très tentés de mettre dans leur ouvrage tout ce qu'ils savent sur un sujet. C'est une mauvaise habitude parce que les informations inutiles détournent le lecteur des faits essentiels.

Exercice

Pensez aux agents de santé qui sont responsables du stockage des vaccins. Parmi les faits suivants, lesquels ont-ils besoin de savoir?

1. La définition d'un vaccin atténué.
2. Les vaccins qui sont absorbés sur l'alun.
3. Comment les vaccins sont lyophilisés.
4. Combien de temps un vaccin reste actif à la température ambiante.
5. Combien de temps un vaccin reste actif dans un réfrigérateur.

Vous admettrez probablement que les agents de santé ont besoin de connaître la durée de conservation de chaque vaccin à différentes températures. Par contre, ils n'ont pas besoin de savoir ce que signifient «*atténué*» ou «*lyophilisés*» ou «*absorbés sur l'alun*». Il n'est pas non plus utile qu'ils sachent laquelle de ces catégories de vaccins ils emploient. Là encore, l'analyse de tâche est une bonne méthode pour décider si une information est nécessaire ou non.

14.4 Fournir les informations dans l'ordre correct

Quand on décrit une technique, il faut suivre l'ordre dans lequel se déroulent les actes.

Exercice

Essayez de remettre ces instructions dans un ordre plus logique.

Instructions pour nettoyer une plaie

Mettez un antiseptique sur la plaie et autour après avoir rasé tous les poils autour de la plaie et l'avoir lavée avec de l'eau et du savon.

Ces instructions auraient été beaucoup plus claires si on les avait rédigées sous la forme d'une liste:

Instructions pour nettoyer une plaie

1. Rasez les alentours de la plaie.
2. Lavez la plaie à l'eau et au savon.
3. Mettez un antiseptique sur la plaie et autour.

Quand les instructions ne sont pas mises dans l'ordre correct, cela les rend souvent difficiles à comprendre. Parfois, cela peut être dangereux. Lisez de nouveau les instructions peu satisfaisantes données pour prendre la température rectale d'un malade. Qu'y a-t-il d'incorrect dans l'ordre où les instructions sont données?

Il est demandé au malade d'introduire le thermomètre, **après quoi** les instructions indiquent que le malade doit être couché sur le côté (adulte) ou sur le ventre (enfant). Manifestement, la première instruction devrait consister à demander au malade de se mettre dans la bonne position. Ce n'est qu'ensuite qu'on introduira le thermomètre.

Ce genre d'erreur est très courant et l'on en trouve même dans des manuels réputés qui ont été rédigés par des agents de santé très expérimentés. On pourra l'éviter en procédant à une analyse de tâche.

14.5 Décrire toutes les situations où il faut prendre une décision

Certains manuels indiquent aux agents de santé quoi faire dans une situation donnée, mais ils ne leur indiquent pas ce qu'il faut faire si la situation est légèrement différente.

Exemple — Quelques situations possibles ne sont pas décrites

1. Un malade tousse et crache depuis quelques jours

Prenez la température du malade.

1.1 La température du malade est inférieure à 38 °C. Autres symptômes:

— il a le nez qui coule (l'écoulement est comme de l'eau ou plus épais comme du lait) *ou*

— le malade a mal à la gorge.

Donnez au malade de l'aspirine pendant trois jours et dites-lui de ne pas tousser dans la figure des gens (surtout des enfants) et de ne pas cracher par terre.

Ce manuel indique à l'agent de santé ce qu'il doit faire dans deux situations où les malades toussent et crachent depuis quelques jours. Les deux séries de symptômes supplémentaires sont:

— un peu de fièvre et le nez qui coule, ou
— un peu de fièvre et un mal de gorge.

Le manuel néglige de mentionner une autre situation fréquente où, en plus de la toux et des crachats, le malade a:

— un peu de fièvre sans autres symptômes.

Ainsi donc, l'agent de santé qui se sert du manuel peut se trouver confronté à un état courant qui n'est pas envisagé dans le manuel. La conséquence la moins grave sera que l'agent de santé n'est pas satisfait de son manuel, mais des conséquences plus graves sont également possibles, par exemple si des cas éventuels de tuberculose passent inaperçus.

Une analyse de tâche pour le diagnostic de la toux aurait peut-être montré qu'il n'était pas tenu compte de toutes les situations possibles.

14.6 Eviter les instructions vagues

Il faut éviter les instructions vagues comme *«faites attention»*. Elles n'indiquent pas comment il faut faire attention et elles ne sont donc qu'une perte de temps. Autres exemples qu'on trouve fréquemment:

— *«assemblez correctement»*.
— *«inscrivez le poids comme il faut»*.

Exemple - Instruction vague

Traitement de la toux

Pour soigner les gens qui toussent, reportez-vous à *«Maladies respiratoires»*, page 25, et dites aux gens de votre village:

1. De rester chez eux quand ils toussent et ont le nez qui coule.

2. De soigner les enfants et les personnes âgées et de retourner immédiatement au centre de santé si...

Que signifie *«soigner les enfants et les personnes âgées»*? L'agent de santé ne sait peut-être pas quels soins il faut donner; il faut donc lui donner des conseils beaucoup plus précis.

14.7 Donner une structure au matériel pédagogique

Il ne s'agit ici que des matériels pédagogiques assez longs tels que les manuels. La structure de ces matériels dépend de l'usage qu'on doit en faire.

Pour un manuel qui doit servir d'ouvrage de référence, l'ordre des différentes sections est important, mais ce n'est pas dans cet ordre-là qu'on lira les pages. C'est parce que le manuel ne sera **pas** lu comme un livre ordinaire. Les agents de santé liront les quelques pages dont ils ont besoin puis rangeront le manuel. Il est donc extrêmement important d'avoir un bon index qui aide les lecteurs à trouver la partie du manuel qu'il leur faut à un moment donné.

Pour que ce soit possible, le manuel sera probablement composé d'une série de sections portant sur les tâches à accomplir, par exemple:

— traitement des malades atteints de diarrhée
— traitement des malades atteints de maladies respiratoires
— traitement des femmes enceintes
— développement de l'approvisionnement en eau
— éducation nutritionnelle des villageois.

Les différentes sections peuvent aussi être organisées ainsi:

A. Les systèmes de l'organisme:

— le système respiratoire
— le système cardio-vasculaire

B. Le cadre dans lequel l'agent de santé utilisera le manuel:

— au dispensaire
— au centre de santé.

Il importe que la structure du manuel soit claire pour les agents de santé et qu'ils puissent vite trouver les renseignements dont ils ont besoin.

Les manuels utilisés pour la formation seront lus de bout en bout, du début à la fin, de sorte que l'ordre des différentes sections est beaucoup plus important. Il faut noter les points suivants:

1. Les premières sections du manuel ne doivent pas nécessiter des compétences ou des connaissances qui ne sont traitées que dans les sections ultérieures.
2. Les techniques courantes comme les injections intraveineuses ou les pansements doivent être décrites dans une section distincte. L'agent de santé peut alors se reporter à la section pertinente quand c'est nécessaire.

14.8 Ecrire d'une manière simple

Il est indispensable que les manuels et les matériels pédagogiques soient rédigés de telle façon qu'on puisse les comprendre facilement. Il ne sert à rien d'écrire si les agents de santé trouvent le texte si difficile à comprendre qu'ils ne sont pas disposés à le lire ni même capables de le faire.

C'est particulièrement important si le matériel doit être traduit dans une autre langue ou s'il n'est pas rédigé dans la langue maternelle des agents de santé. Par exemple, il faut que les manuels rédigés en français soient particulièrement faciles à comprendre si les agents de santé parlent normalement une autre langue. D'autre part, les langues comme l'anglais ou l'arabe soulèvent de grosses difficultés parce qu'il existe plusieurs niveaux de langage. Par exemple, il se peut que l'auteur emploie une forme d'arabe plus classique que la langue habituellement parlée par l'agent de santé.

Voici quelques principes pour rédiger d'une manière simple.

Principes pour rédiger d'une manière simple

1. L'emploi des mots

i) Employez des mots simples, courts et courants qui ne sont pas compliqués, longs ou peu familiers. Par exemple, écrivez «attachez» et non «ligaturez». Ecrivez «appuyez avec le doigt» et non «appliquez une pression digitale».

ii) Faites attention aux expressions imagées. Si le manuel doit être employé sur place, les expressions imagées employées par la population locale peuvent le rendre plus intéressant et lui donner du *«punch»*. Mais les agents de santé d'autres pays auront peut-être du mal à comprendre. Par exemple, avez-vous compris le mot *«punch»*?

iii) Expliquez les termes techniques. Quand il est indispensable d'employer un terme technique, il faut l'expliquer à fond et donner un exemple. Puis il faut s'obliger à employer ce terme technique plusieurs fois pour que l'agent de santé puisse s'exercer à l'utiliser.

2. La construction des phrases

i) Faites des phrases positives. La phrase *«Vous devez éviter les phrases négatives»* revient presque à dire *«Vous devez faire des phrases positives»*. L'emploi du négatif la rend beaucoup plus difficile à comprendre.

ii) Employez des verbes actifs. Les agents de santé trouveront plus faciles à comprendre des phrases qui ont un verbe actif, par exemple:

«Demandez au malade s'il se sent fiévreux» est plus facile à comprendre que *«Le malade doit être interrogé par l'agent de santé pour savoir s'il se sent fiévreux»*.

iii) N'employez pas de pronoms. Quand le texte comporte des pronoms tels que *«il»*, *«elle»* ou *«ils»*, l'agent de santé doit décider à quoi ou à qui le pronom s'applique. Il est souvent préférable de répéter le sujet, même si c'est parfois lourd.

iv) Faites des phrases et des paragraphes courts. Les phrases longues sont difficiles à comprendre. Il est souvent préférable de réécrire une phrase longue pour en faire deux ou trois plus courtes. Les paragraphes longs sont également ennuyeux et fatigants à lire. Divisez-les simplement en paragraphes plus courts.

Vous devez tester ce que vous rédigez pour voir si c'est suffisamment facile à lire. Ces tests ont pour but de savoir si ce que vous écrivez peut être compris par l'agent de santé. Les méthodes à employer pour cela sont expliquées plus en détail dans la section 14.12.

14.9 La rédaction

Tout le monde trouve qu'il est très difficile d'écrire. On peut avoir de bonnes idées sur ce qu'on voudrait exprimer, mais quand on est devant la feuille blanche on n'arrive pas à commencer.

Chacun utilise sa propre technique à cet égard. On trouvera ci-après quelques exemples. Il n'est pas garanti que l'une quelconque de ces techniques puisse vous aider, mais vous pouvez les essayer. Si vous les trouvez utiles, appliquez-les.

1. Fixez un but de tant de mots ou de pages par jour.
2. Prévoyez une réunion 10 jours plus tard pour discuter de ce que vous aurez écrit. Il faudra bien alors que vous ayez préparé quelque chose pour cette réunion.
3. Accordez-vous une récompense quand vous aurez écrit un certain nombre de lignes, par exemple une tasse de café ou de thé.
4. Commencez le manuel n'importe où. Le mieux est souvent de commencer par la partie qu'on trouve la plus facile. Cela permet au moins de mettre quelques mots sur le papier.
5. Ne vous inquiétez pas de la qualité de ce que vous écrivez. Dès lors que vous aurez rédigé quelque chose, vous pourrez toujours l'améliorer.

Le processus de la rédaction est toujours difficile, mais plus on écrit et plus il devient facile.

14.10 Les raisons de l'évaluation

Il y a deux raisons principales pour évaluer le matériel pédagogique. La première est de déterminer dans quelle mesure le matériel est utile pour les agents de santé. C'est ce qu'on appelle l'*évaluation récapitulative*. Vous pourriez appliquer l'évaluation récapitulative aux manuels écrits par d'autres personnes pous savoir s'ils seront utiles à vos élèves. Vous pourriez aussi appliquer l'évaluation récapitulative au matériel que vous avez réalisé vous-même afin d'indiquer à d'autres personnes combien il est utile.

La seconde raison pour évaluer est d'améliorer le matériel d'enseignement. C'est ce qu'on appelle l'*évaluation constructive*. Vous devez appliquer l'évaluation constructive à tout le matériel pédagogique que vous réalisez (même de simples feuilles polycopiées) pour pouvoir en améliorer la qualité.

14.11 Que devez-vous évaluer?

L'évaluation doit permettre de déterminer si le matériel d'enseignement atteint le but fixé. Par exemple, les élèves apprennent-ils mieux s'ils emploient un polycopié? Les agent de santé font-ils un meilleur travail s'ils emploient un manuel?

Pour trouver la réponse à de telles questions, vous devez faire appel à votre expérience et observer les matériels pédagogiques. Posez-vous les questions suivantes:

- Les techniques importantes sont-elles traitées? Les points importants sont-ils précisés? Le contenu est-il judicieux?
- Le langage utilisé est-il suffisamment simple? Les diagrammes sont-ils clairs?
- Toutes les instructions sont-elles exactes? Les méthodes proposées dans le matériel pédagogique correspondent-elles à la pratique courante de vos élèves?
- Les agents de santé peuvent-ils comprendre les instructions? Les instructions sont-elles données dans le bon ordre?
- Les agents de santé peuvent-ils trouver les renseignements dont ils ont besoin? L'index convient-il bien?
- Les agents de santé peuvent-ils exécuter les tâches décrites quand ils utilisent le manuel ou le matériel pédagogique?

Il est évident que certaines de ces questions ne conviennent que si vous évaluez des manuels. Néanmoins, la plupart des questions s'appliquent aux matériels pédagogiques en général.

14.12 Méthodes de contrôle

Quand vous évaluez des matériels pédagogiques, vous devez découvrir ce que les agents de santé en pensent. Vous devez aussi observer les élèves ou des agents de santé qualifiés en train d'utiliser le matériel et déterminer ainsi vous-même s'ils sont capables de bien s'en servir. C'est ce qu'on appelle le *contrôle de l'exécution.*

Par exemple, en observant un élève administrer une injection à un malade on vérifierait la validité de la section d'un manuel ou d'un polycopié qui décrit comment exécuter cette tâche. Si l'élève administre l'injection correctement, c'est que le manuel est satisfaisant.

On peut effectuer ce contrôle de l'exécution en demandant à l'agent de santé d'effectuer des tâches déterminées pour le mettre à l'épreuve. On peut aussi à cet effet observer les agents de santé sur leur lieu de travail normal pour voir s'ils suivent bien la méthode décrite dans le manuel.

On peut aussi évaluer la qualité du manuel en observant les résultats sur une longue période. Les manuels qui expliquent comment convaincre les villageois de la nécessité d'un bon régime alimentaire peuvent être évalués par l'observation du nombre des cas de malnutrition ou de maladies dues à une mauvaise alimentation. Si le nombre des cas diminue, le manuel peut être jugé efficace. En revanche, s'il n'y a aucun changement ou si le nombre augmente, vous devez en étudier les raisons et éventuellement modifier le manuel.

14.13 Quand devez-vous évaluer le matériel pédagogique?

Les matériels pédagogiques et les manuels doivent être évalués **avant** l'établissement de la version définitive. Vous pourrez ainsi les améliorer avant qu'ils soient largement utilisés.

Il peut aussi être utile d'évaluer les matériels après qu'ils ont été utilisés pendant un certain temps. Si l'on constate des points faibles importants, il faut faire une version révisée.

14.14 Résumé

- Utilisez l'analyse de tâche:

  — pour fixer les objectifs du matériel;
  — pour inclure toutes les informations nécessaires et omettre les informations inutiles;
  — pour donner les renseignements dans l'ordre où ils seront utilisés;
  — pour décrire toutes les situations possibles.

- Evitez les instructions vagues.
- Rédigez de façon simple.
- Evaluez tous les matériels pédagogiques, en ayant recours au contrôle de l'exécution chaque fois que c'est possible.

CHAPITRE 15

Présentation et illustration

Le présent chapitre a pour but d'aider les enseignants à concevoir et illustrer leurs matériels pédagogiques. La première partie de ce chapitre est destinée aux enseignants qui participent à la rédaction de fascicules ou de manuels. Mais la seconde partie, qui traite des illustrations, s'applique à la fois aux manuels, aux polycopiés et même au tableau noir et au rétro-projecteur.

Les sections 15.1 à 15.8 décrivent les choix qu'il faut faire en préparant un manuel ou un fascicule, par exemple:

— le format de la page
— les marges
— les titres
— les caractères d'imprimerie
— l'utilisation des espaces.

Toutes ces décisions concernent le mode de présentation du matériel.

Les sections 15.9 à 15.17 décrivent différents types d'illustrations qui peuvent être utilisés et donnent des conseils sur l'emploi des différentes méthodes.

15.1 Qu'est-ce que la présentation?

La présentation est l'emploi des espaces, des différents caractères d'imprimerie, des titres, etc., pour donner aux mots figurant sur une page plus de force et plus d'intérêt. Des pages et des pages remplies de mots qui se suivent sans espaces blancs seraient presque impossibles à lire. La présentation est donc une partie essentielle de la conception de tout matériel d'enseignement.

15.2 Le format des pages

Il faut choisir d'abord la taille des pages, c'est-à-dire le format, à utiliser pour les polycopiés ou les manuels. C'est ce qui détermine l'espace dont vous disposez pour les illustrations et le texte. Pour les graphiques et les grands tableaux, il faut un grand format. Les fascicules destinés à servir d'ouvrages de référence sur le terrain doivent, si possible, être d'un format assez réduit pour qu'on puisse les glisser dans la poche. Les formats qu'on emploie communément sont appelés formats types A. Les livres et polycopiés sont souvent du format A4. Si vous pliez en deux une feuille A4 comme indiqué ci-dessous, vous obtenez deux pages A5. Si celles-ci sont pliées en deux, vous obtenez quatre pages de format A6.

Il existe des formats A plus grands (A1, A2 et A3), mais ils ne conviennent pas aux livres ou fascicules.

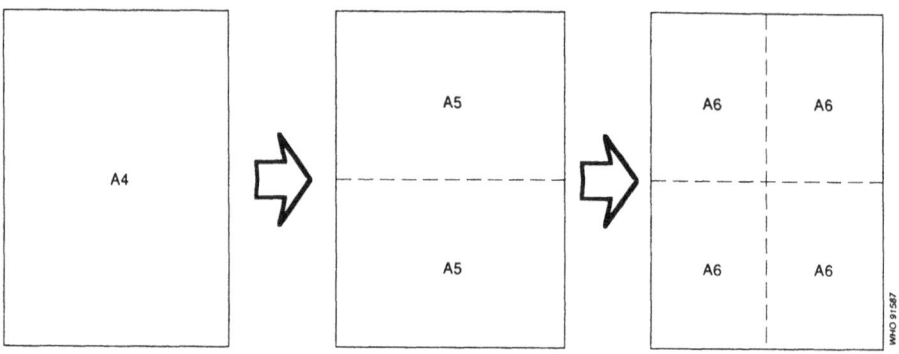

La taille du format A4 est de 21 cm × 29,7 cm. Cette proportion a été choisie pour que, quand on divise la page en deux, le rapport de la longueur à la largeur reste le même, comme indiqué ci-dessous:

Pour A4 $$\frac{\text{Longueur}}{\text{Largeur}} = \frac{297 \text{ mm}}{210 \text{ mm}} = 1,414$$

Pour A5 $$\frac{\text{Longueur}}{\text{Largeur}} = \frac{210 \text{ mm}}{148,5 \text{ mm}} = 1,414$$

Cette propriété permet aux imprimeurs d'agrandir ou de réduire une page réalisée en un format A pour qu'elle corresponde exactement à un autre format A. Par exemple, si une page A5 est agrandie de 141%, elle aura le format A4. Si elle est réduite de 141% (c'est-à-dire ramenée à 70% de sa taille d'origine), elle aura le format A6.

Le format A5 peut être utilisé pour les manuels servant d'ouvrages de référence et on l'emploie souvent pour les petits livres car il peut généralement se glisser dans la poche. Ainsi, ces livres sont faciles à transporter sur soi et à consulter, mais cela signifie aussi qu'ils contiennent moins d'informations.

Les systèmes de format d'autrefois comme le in-quarto et le in-folio sont en train de disparaître et il ne faut pas les utiliser parce que cela entraînerait une augmentation des frais d'impression du matériel.

15.3 **Les marges**

Une marge vide doit entourer le texte et les figures tout autour de la page. Cela rend la lecture plus facile parce que les mots forment un bloc. De plus, les marges sont utiles au lecteur qui peut y inscrire des notes, ce qui accroît encore l'utilité du livre ou du polycopié.

La meilleure taille de marge est, jusqu'à un certain point, une affaire de goût. Pour du papier de format A4, la taille de la marge suivante est suggérée:

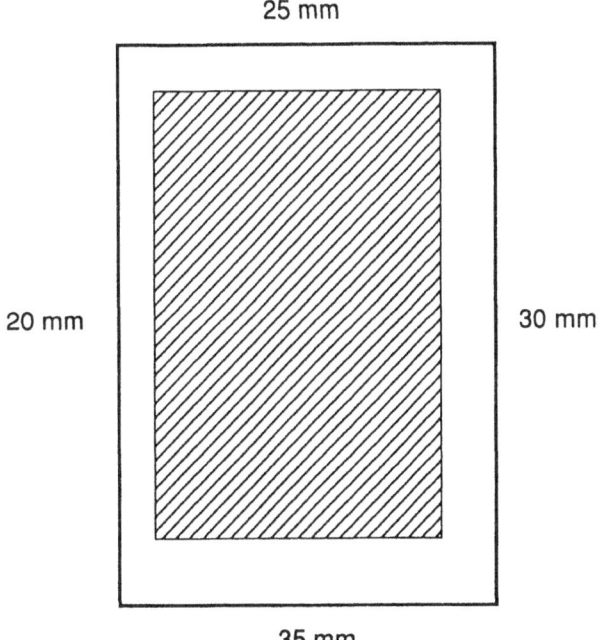

WHO 91589

Note: L'exemple ci-dessus est une page de droite. Pour une page de gauche, la marge à gauche doit avoir une largeur de 30 mm et la marge à droite une largeur de 20 mm.

Cependant, la tendance moderne est aux grandes marges à gauche, comme dans ce livre. Si votre manuel doit être relié par des anneaux ou avoir une reliure à spirale, il vous faudra une marge généreuse de ce côté-là, faute de quoi le texte ou les illustrations risquent d'être percés.

15.4 Choix des caractères typographiques

On entend par caractère la catégorie de lettres employée sur la machine à écrire ou sur la machine à composer qui est utilisée par l'imprimeur. La plupart des auteurs ne pourront guère choisir les caractères car leur matériel pédagogique sera soit rédigé à la main, soit tapé sur la seule machine à écrire dont ils disposent. Dans ces cas-là, le seul point à retenir est que de longues suites de LETTRES CAPITALES (qu'on appelle aussi *lettres du haut de casse* ou *lettres majuscules*) sont moins faciles à lire que les lettres du bas de casse. Il ne faut pas abuser des lettres capitales: on s'en servira, par exemple, pour les titres.

Si le manuel doit être imprimé, le choix des caractères typographiques sera beaucoup plus grand. Vous devrez faire un choix pour:

— la taille du caractère;
— le haut de casse ou le bas de casse;
— l'*italique* ou le romain;
— le corps du caractère (**gras** ou normal).

La plupart des mots seront normalement en caractères bas de casse romains. Sur les machines à écrire, le nombre de caractères est normalement de 10 ou 12 par pouce. Quand on utilise une composeuse, le choix de la taille est beaucoup plus grand. Les tailles les plus courantes sont de 10 ou 12 points. La meilleure façon de choisir la taille des caractères est de regarder des exemples de matériel préparés avec différentes tailles. Vous devez choisir une taille de caractères qui soit assez grande pour que le texte puisse être lu sans effort.

Si l'on choisit un caractère plus grand que nécessaire, le texte prendra évidemment plus de place. Pour un livre, cela pourrait entraîner plusieurs pages de plus et donc un prix de revient plus élevé.

Lorsque le matériel pédagogique doit être imprimé et qu'on dispose d'une large gamme de caractères typographiques, vous devez discuter de l'emploi du caractère avec l'imprimeur et suivre son avis.

Si vous désirez insister sur un point particulier, vous pouvez utiliser des lettres capitales, un caractère gras ou un caractère plus grand.

Cependant, n'utilisez pas trop de caractères différents. Vous ne devez **pas** employer un grand nombre de caractères différents parce que cela embrouille le lecteur. N'utilisez pas non plus beaucoup de lettres capitales. Les capitales sont plus difficiles à lire et si tous les mots sont écrits en capitales aucun ne ressort.

15.5 L'emploi des titres

Il est très difficile et ennuyeux de lire une masse compacte de texte sur chaque page. De plus, il est difficile d'utiliser la page comme référence. La plupart des matériels d'enseignement comportent donc des titres. Ces titres:

— brisent le texte pour qu'il soit plus facile à lire;
— montrent de quoi il s'agit dans les quelques paragraphes suivants;
— aident le lecteur à retrouver où il en est après avoir consulté une figure;
-- contribuent à donner une structure à la page.

Toutefois, vous ne devez utiliser que quelques types de titres.

Exemple - Titres utilisés dans ce livre

On a employé dans ce livre:

— des titres de partie:

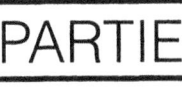

PARTIE

4

Préparation du matériel d'enseignement

— des titres de chapitre:

CHAPITRE 15

Présentation et illustration

— des titres de section:

15.1 Qu'est-ce que la présentation?

— des titres de sous-section:

L'agent de santé peut-il comprendre les diagrammes?

Dans la plupart des livres, on n'a pas besoin de plus de quatre ou cinq sortes de titres. En avoir plus ne sert qu'à embrouiller le lecteur, surtout si on ne les emploie pas d'une façon cohérente.

Si vous rédigez un matériel pédagogique plus court, alors vous pouvez n'avoir besoin que d'une ou deux sortes de titres.

15.6 L'emploi des espaces, des traits et des encadrés

Une page de texte se divise en paragraphes. Cela permet de donner une structure à la page et de faire apparaître clairement au lecteur l'endroit où le sujet change. L'espacement peut aussi servir à mettre en relief un point important. Par exemple, la phrase ci-dessous ressort bien à cause des traits qui l'encadrent et de l'espace qui l'entoure.

Utilisez les encadrés et les espaces pour insister sur les points importants.

Mais soyez prudents. Trop d'espaces est aussi mauvais que pas d'espaces libres. Cela rompt la continuité de la lecture et réduit donc la concentration du lecteur. En outre, si l'on emploie constamment des traits ou des encadrés, ils perdent de leur valeur. Par conséquent, conservez les traits ou les encadrés pour mettre en relief les points les plus importants.

15.7 L'emploi du numérotage

Il est courant de numéroter les chapitres, les sections et même les paragraphes des manuels. Cela a des avantages puisque le lecteur voit clairement qu'on aborde un sujet nouveau et c'est également utile quand il faut se reporter à d'autres sections.

Toutefois, le système de numérotage doit être assez simple. Dans ce livre, les chapitres et les sections sont numérotés. Par exemple, celle-ci est la section 15.7. Cela vous indique que c'est la septième section du chapitre 15. Les systèmes de numérotation plus compliqués que celui-ci ne sont pas à conseiller pour les manuels ou les matériels d'enseignement destinés aux agents de santé.

15.8 Exercice de présentation

Exercice

Regardez la disposition de la double page reproduite ci-après. Ce mode de présentation comporte de bons éléments et quelques mauvais éléments. Dressez la liste des aspects que vous jugez bons et de ceux que vous souhaiteriez améliorer.

Guidez-vous sur les pages précédentes, puis lisez les remarques qui suivent.

Remarques

Le titre «maladies de la peau» est très clair parce qu'il est écrit en grands caractères gras et dans un grand espace. Cela est bien. On peut discuter l'emploi des capitales, mais cela convient bien à un titre bref comme celui-ci.

Le texte «les personnes qui... sur la peau» est mis en valeur par les traits au-dessus et au-dessous du texte. Cela est bien. Cependant, l'emploi de capitales tout au long des deux paragraphes signifie que **tous** les mots sont aussi importants l'un que l'autre. De plus, c'est plus fatigant à lire. Cela est mauvais. En outre, il n'y a aucun avantage à ce que les lettres soient en italique. Il aurait été préférable de mettre du «bas de casse» romain en plus gros caractère.

Sur la deuxième page, le titre est bien mis en valeur par l'emploi des capitales, du souligné et de l'espacement. Cela est bien.

Cependant, il ne paraît pas utile de souligner «taches», «plaques», «cloques» et «dartres». Le fait de les souligner attire l'attention du lecteur sur ces mots, alors qu'ils ne sont pas particulièrement importants.

MALADIES DE LA PEAU

LES PERSONNES QUI ONT UNE MALADIE DE PEAU SANS AUTRE SIGNE DE MALADIE DOIVENT SE LAVER LA PEAU, LA RECOUVRIR D'UN MÉDICAMENT ET AVOIR LES MAINS TOUJOURS TRÈS PROPRES.

AUX PERSONNES QUI ONT UNE TEMPÉRATURE ÉLEVÉE EN MÊME TEMPS QU'UNE MALADIE DE PEAU, ON DOIT PRESCRIRE UN MÉDICAMENT À PRENDRE PAR LA BOUCHE OU À INJECTER DANS LA FESSE AINSI QU'UN MÉDICAMENT À METTRE SUR LA PEAU.

OBJECTIFS D'APPRENTISSAGE

A la fin de sa formation, le travailleur sanitaire de base doit être capable:

(1) de savoir si c'est un accident qui est à l'origine de la maladie de peau.

(2) de déterminer si la partie atteinte est réduite ou importante.

(3) de déceler une grosseur (ou une enflure) sous la peau.

(4) de dire si la peau est couverte de taches rouges, ou de plaques rouges, ou de cloques, ou de dartres.

(5) de soigner un malade qui a de la fièvre et des taches rouges sur une zone étendue du corps.

(6) de soigner un malade qui a de la fièvre et des cloques et des dartres sur une zone étendue de la peau.

(7) de dire si un malade s'est gratté.

(8) de soigner un malade qui se gratte sans avoir de dartres.

(9) de soigner un malade qui se gratte et à une partie importante de la peau couverte de dartres.

(10) de soigner un malade qui se gratte sur une surface restreinte.

(11) de soigner un malade dont la peau est couverte de petites dartres en dessous desquelles s'écoule un peu de liquide.

(12) de décider si un malade présentant un problème de peau doit être envoyé à l'hôpital ou au centre sanitaire.

(13) de parler aux gens du village de la façon d'éviter les problèmes de peau.

15.9 L'emploi des illustrations

Les illustrations comme les dessins ou les images peuvent valoir mille mots d'explication écrites. Elles peuvent rendre l'explication plus claire et plus facile à retenir. Toutefois, si les illustrations ne sont pas bien faites, elles peuvent semer la confusion. Les paragraphes qui suivent décrivent quelques-unes des méthodes d'illustrations et indiquent quelques principes sur l'emploi efficace des illustrations.

Les divers types d'illustrations décrits ici sont les suivants:

— les photographies;
— les dessins ombrés;
— les dessins au trait;
— les dessins symboliques ou stylisés;
— les coupes;
— les bandes dessinées;
— les ordinogrammes.

15.10 Les photographies

Les photographies peuvent être très utiles pour montrer aux élèves des objets et des gens qu'on ne peut pas apporter ou faire venir dans une salle de classe. Elles peuvent aussi être très utiles dans les livres ou les manuels.

Cependant, les photographies ne sont pas utilisées très souvent parce qu'il est difficile dans la pratique de trouver les photographies qui conviennent et parce qu'elles ne peuvent pas être reproduites à peu de frais.

Si vous souhaitez utiliser des photographies, efforcez-vous d'en choisir où le fond est vide ou bien éliminez le fond comme indiqué dans l'exemple qui suit. La photo 1 est beaucoup plus claire que la photo 2.

Il vous faudra aussi recourir à l'impression — voir chapitre 16. Ce n'est faisable que si l'on a besoin d'un grand nombre de polycopiés ou de manuels.

15.11 Les dessins ombrés

Les dessins ombrés sont peut-être la meilleure façon d'illustrer un point particulier. On peut préparer le dessin de façon à ne montrer que les éléments qui sont importants. Ces dessins peuvent néan-

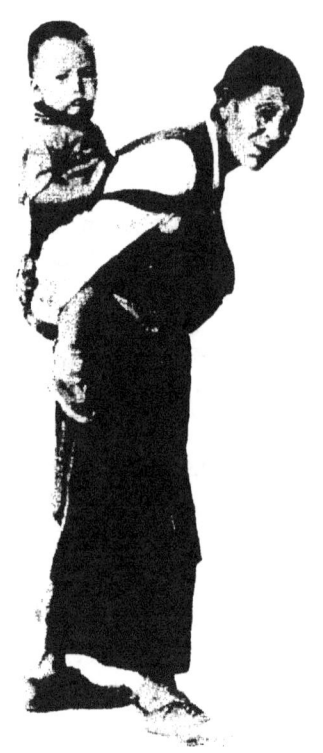

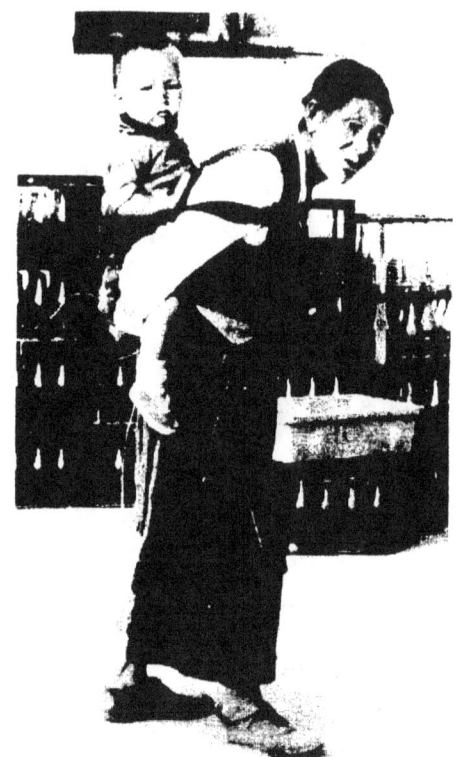

Photo 1   Photo 2

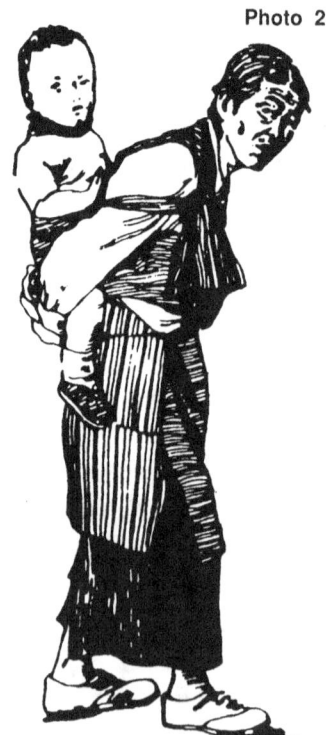

Un dessin ombré

160

moins être suffisamment réalistes pour que l'agent de santé reconnaisse ce qu'ils représentent.

On peut préparer les dessins ombrés en calquant une photographie. Une autre méthode consiste à projeter une photographie sur une feuille de papier blanc avec un rétroprojecteur puis à dessiner l'image projetée. Cela permet d'agrandir la photographie originale. Les résultats de ce procédé sont reproduits ci-contre.

Bien entendu, les artistes peuvent réaliser un dessin d'après nature ou d'imagination. Vous pouvez ensuite y ajouter une légende ou des notes. Voyez l'exemple ci-dessous.

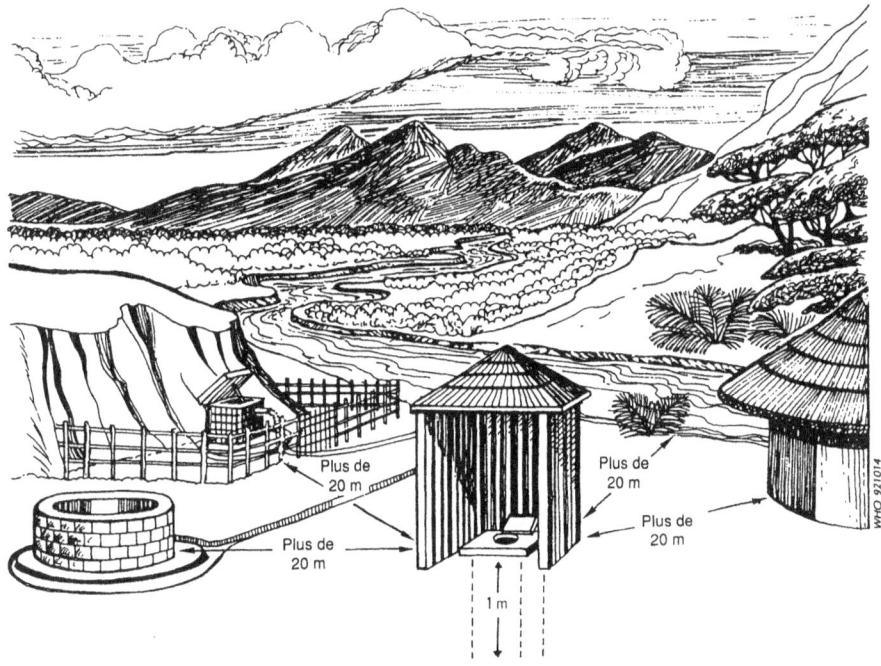

15.12 Les dessins au trait

La figure ci-après est un dessin au trait: il n'est pratiquement pas ombré. Ce genre de dessin est presque aussi facile à comprendre que le dessin ombré et il est généralement plus facile de le reproduire avec un duplicateur à stencils.

Ce genre de dessin peut être réalisé de la même façon que les dessins ombrés.

Ce dessin peut paraître plus facile à faire, mais les artistes disent souvent que cc type de dessin exige encore plus de talent que les dessins ombrés.

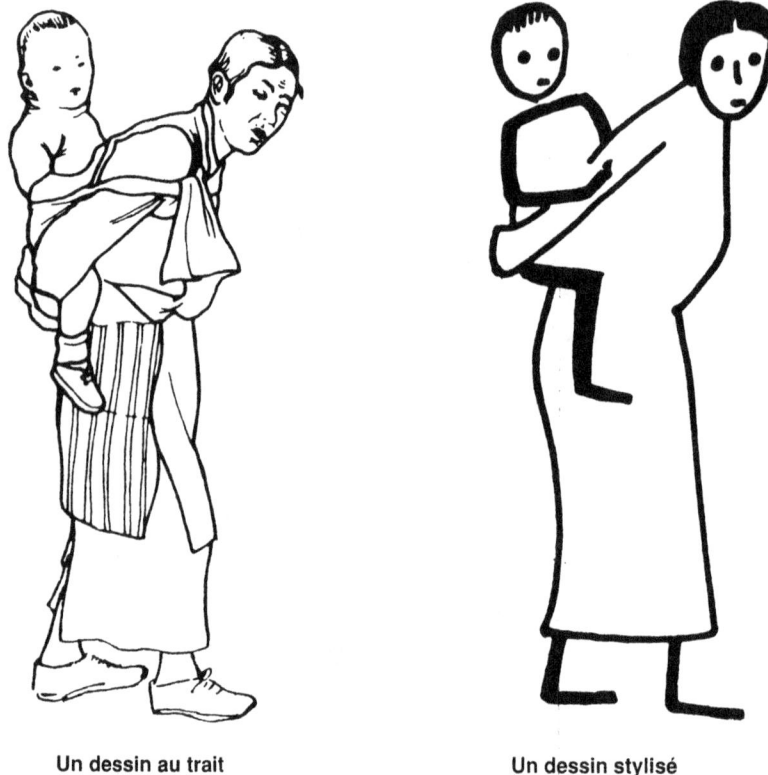

Un dessin au trait   **Un dessin stylisé**

15.13 Les dessins symboliques ou stylisés

Ce style de dessin est le plus facile à reproduire, mais il faut savoir bien dessiner. De plus, il se peut que les agents de santé ne le comprennent pas bien, de sorte que vous devrez toujours ajouter une légende ou note explicative. Par exemple, voyez le dessin stylisé reproduit ci-dessus.

15.14 Les coupes

Une coupe est une façon très utile de montrer ce qu'il y a à l'intérieur d'une machine ou du corps humain. Mais comprendre une coupe est une aptitude qui s'apprend. Les gens qui n'ont pas l'habitude d'examiner des coupes auront beaucoup de mal à les comprendre tant qu'on ne leur aura pas appris à le faire. Par exemple, la coupe ci-contre sera extrêmement simple pour un ingénieur sanitaire qui a l'habitude des coupes et des symboles employés.

Figure 36. DIGESTION ANAÉROBIE DES BOUES DANS LES PAYS CHAUDS

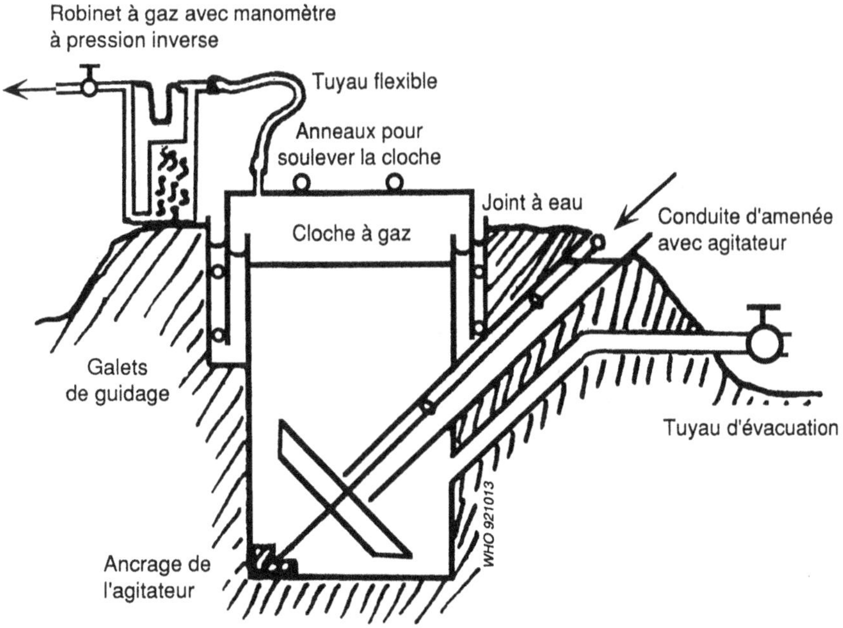

Digesteur pour le traitement des boues et la production de gaz.
Fonctionnement en continu

En revanche, une infirmière ou un médecin pourrait éprouver quelques difficultés à comprendre parce qu'ils ne sauraient peut-être pas ce que représentent les symboles. Les élèves qui n'ont jamais vu de coupes auparavant ne comprendraient probablement pas non plus jusqu'à ce que la figure leur soit expliquée.

15.15 **Les bandes dessinées**

Les bandes dessinées ne sont pas seulement des images amusantes. Elles peuvent se composer aussi de dessins au trait, en particulier de gens en train de dire quelque chose.

Les bandes dessinées ou les dessins du type utilisé pour ces bandes dessinées peuvent être très utiles pour mettre en valeur certains points importants. Ils sont d'autant plus utiles que les élèves ont souvent l'habitude de voir ce type de dessins dans les journaux.

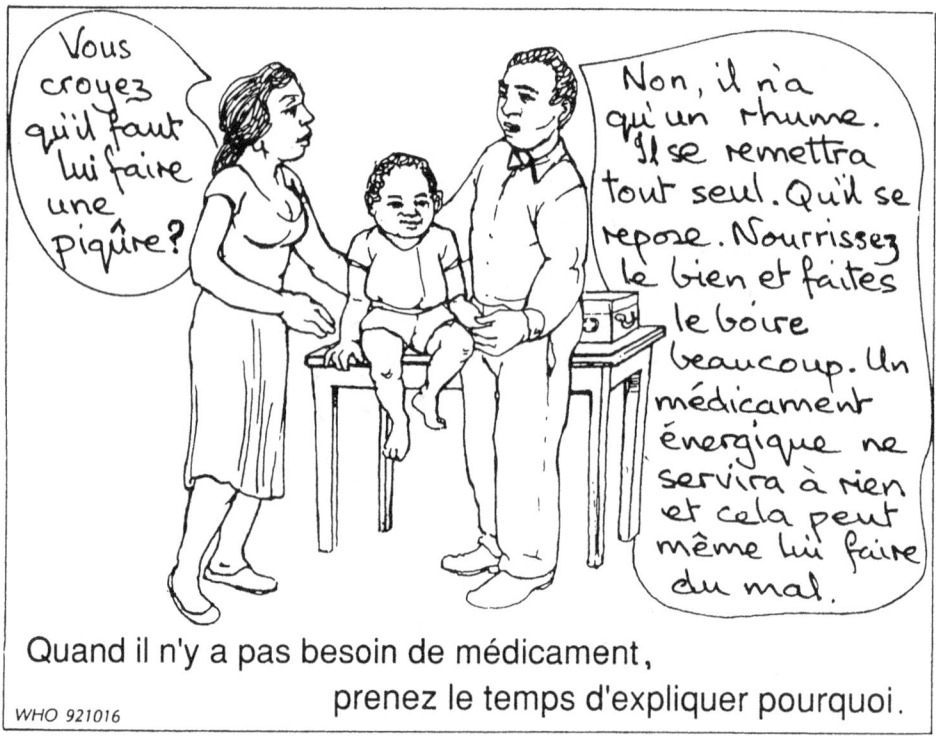

Le dessin ci-dessus permet de faire passer l'idée d'une façon plus frappante que tout un paragraphe de texte. Les paroles prononcées par les personnages contribuent à garantir que les agents de santé se souviendront des points importants.

15.16 Les ordinogrammes

Quand on parle d'illustrations, on pense généralement aux images ou aux figures. Pourtant, les matériels d'enseignement peuvent aussi être rendus plus clairs grâce aux ordinogrammes. Ce sont des tableaux qui montrent ce qu'il faut faire dans différentes circonstances.

Regardez, par exemple, les instructions écrites ci-contre. Vous pouvez être d'accord ou non avec le point de vue clinique, mais ce qui nous intéresse ici est qu'il est assez difficile pour les agents de santé de déterminer ce qu'il y a lieu de faire dans un cas donné. Ils doivent lire toute la page de bout en bout pour trouver comment soigner tel ou tel malade.

Exemple — Instructions écrites pour soigner les gens qui toussent

Prenez la température du malade.

1.1 La température du malade est inférieure à 38 °C. Autres symptômes:

— le nez qui coule (avec un écoulement comme de l'eau ou un écoulement plus épais comme du lait) *ou*
— un mal de gorge.

Donnez au malade de l'aspirine pendant trois jours et dites-lui de ne pas tousser dans la figure des gens (surtout des enfants) ni cracher par terre.

Examinez de nouveau le malade le quatrième jour:

— le malade va mieux. Dites-lui de revenir au dispensaire s'il devient fiévreux.
— il n'y a aucune amélioration et le malade est fiévreux — voir 1.2.

1.2 La température du malade est supérieure à 38 °C. Autres symptômes:

— il a du mal à respirer *ou*
— il a très mal à la gorge *ou*
— il a un écoulement à une oreille *ou*
— il a des taches rouges sur tout le corps et le nez et les yeux qui coulent.

Donnez au malade de la pénicilline. Si vous n'avez pas de pénicilline, donnez au malade de la sulfadiazine.*

Examinez de nouveau le malade le troisième jour:

— le malade va mieux;
— il n'y a aucune amélioration; envoyez le malade à l'hôpital ou au centre de santé.

---

* Si vous n'avez ni pénicilline ni sulfadiazine, envoyez le malade à l'hôpital ou au centre de santé.

Et maintenant, regardez l'ordinogramme ci-après. Il fournit exactement les mêmes renseignements que les instructions écrites, mais d'une façon beaucoup plus claire et plus économique.

Exemple — ordinogramme pour la «toux»

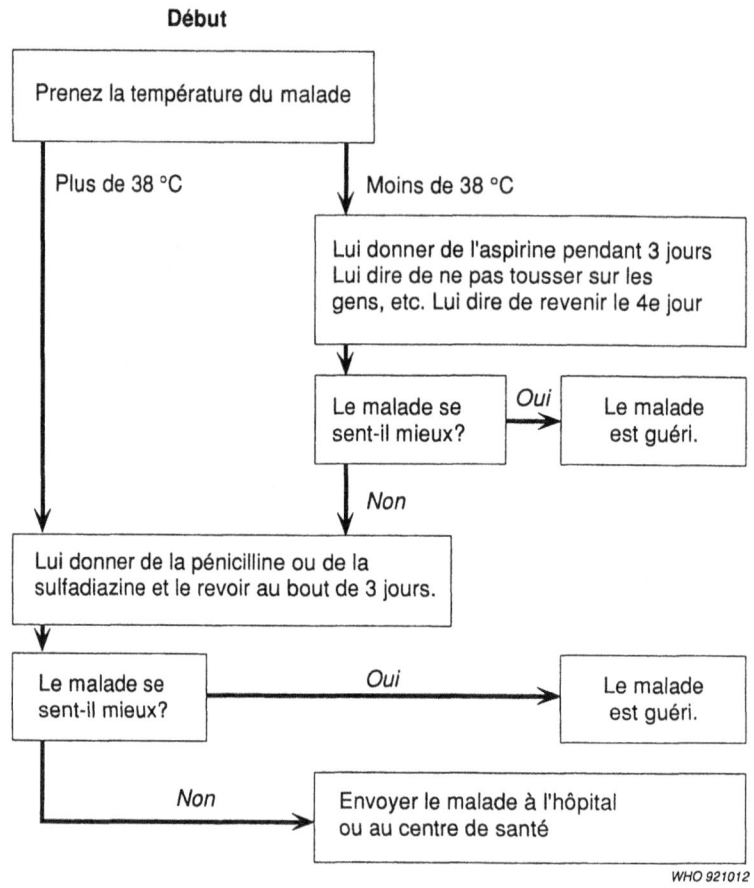

Les ordinogrammes sont surtout utiles dans les polycopiés et les manuels où il faut présenter un processus de prise de décisions: par exemple, décider quel traitement donner aux malades qui ont certains symptômes.

Ils ne sont pas utiles quand la tâche se déroule toujours de la même façon: par exemple, la préparation d'une seringue pour les injections ne constituerait pas un bon sujet d'ordinogramme.

15.17 **Remarques générales**

1. *Les élèves doivent apprendre à lire les figures et les images*

Tout le monde ne comprend pas automatiquement les images. Les gens qui n'ont pas l'habitude de regarder des images ne comprennent absolument pas ce qu'elles représentent. La plupart des élèves seront habitués aux images, mais l'emploi des figures, des symboles, des coupes et des ordinogrammes est une compétence qui doit s'apprendre.

2. *Prenez bien soin d'expliquer l'échelle des images*

On raconte beaucoup d'histoires à propos de gens auxquels on montrait des images de moustiques et qui disaient: *«Il n'y a rien de tel par ici»*. Ces gens n'avaient pas compris qu'un dessin de 15 cm de long représentait quelque chose qui, dans la réalité, ne mesurait qu'un centimètre. Ce genre de malentendu est très courant et se produit souvent quand les enseignants montrent des dessins d'objets qu'on ne peut voir qu'au microscope.

3. *Mettez à l'épreuve vos illustrations*

Cherchez à savoir si vos élèves comprennent réellement les illustrations. Plusieurs études ont montré que souvent les agents de santé ne comprennent tout simplement pas ce qu'une illustration est censée montrer.

Par exemple, la plupart des agents de santé comprendront que le message de l'illustration ci-dessous est que les médicaments et les comprimés peuvent être dangereux. Ils retiendront bien ce message parce qu'il est présenté de façon frappante par un pistolet qui est un symbole de danger et que les comprimés sont comparés à des balles.

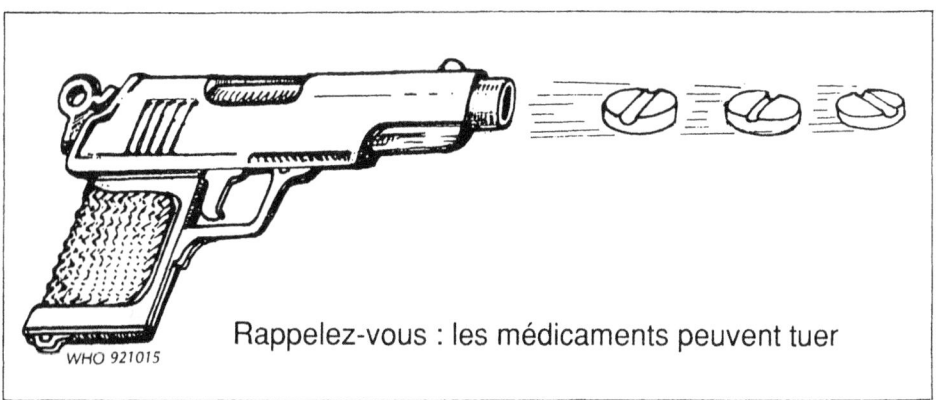

WHO 921015

Rappelez-vous : les médicaments peuvent tuer

Cependant, certains agents de santé pourraient n'y voir qu'un pistolet et quelques comprimés. D'autres pourraient ne même pas comprendre que c'est un pistolet.

Par conséquent, vous devez vérifier ce que les agents de santé comprennent réellement et ce qu'ils retiennent des illustrations.

4. *Veillez à ce que les illustrations restent simples*

Ne montrez que ce qui est nécessaire. Trop de détails peuvent distraire les lecteurs et masquer la raison d'être de l'illustration.

Des illustrations simples seront plus faciles à reproduire.

Par exemple, l'illustration ci-dessous montre bien les points importants, mais elle est quand même très simple à dessiner et à copier.

Où faire une injection

Il est préférable d'injecter dans le muscle des fesses, toujours dans le quart supérieur externe.

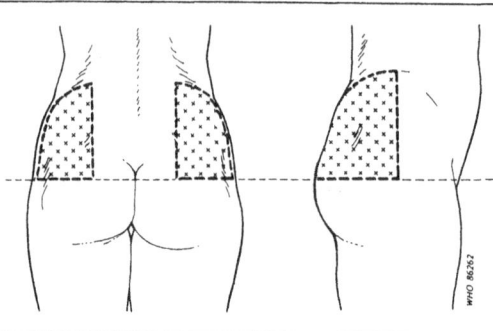

15.18 **Résumé**

1. Le mode de présentation est très important. Il aide le lecteur à comprendre le texte et permet d'insister sur les points les plus importants. Réfléchissez bien:

    — au format des pages;
    — aux marges;
    — aux espacements;
    — aux titres;
    — aux caractères d'imprimerie.

    Tous ces éléments doivent être utilisés de manière à aider le lecteur à apprendre à partir du matériel d'enseignement.
2. Les illustrations rendent le matériel d'enseignement et les manuels plus efficaces, à condition qu'elles soient employées correctement.
3. Vérifiez bien que les lecteurs puissent comprendrent les illustrations que vous employez.

CHAPITRE 16

Production et diffusion des matériels d'enseignement et des manuels

Les matériels d'enseignement peuvent être produits au moyen d'un équipement très simple et à très peu de frais. Néanmoins, certains manuels coûtent très cher à produire et nécessitent des machines à imprimer perfectionnées. C'est à vous de choisir. Quelques méthodes de production de matériels d'enseignement et de manuels sont décrites ci-après.

16.1 La dictée

Les documents servant à l'enseignement **peuvent** être dictés par l'enseignant. Les élèves se contentent d'écrire ce que dit l'enseignant. Les inconvénients de cette méthode sont qu'elle nécessite beaucoup de temps et qu'elle exclut l'emploi de figures. Toutefois, cette méthode est celle qui coûte le moins en matériel et elle peut être utilisée n'importe où. Néanmoins, la dictée n'est **pas** recommandée parce qu'elle prend trop longtemps.

16.2 La copie à partir du tableau noir

Cette méthode ressemble beaucoup à la dictée, mais elle permet d'utiliser des figures. Le seul équipement nécessaire est un tableau noir.

Un autre avantage est que la présentation du texte peut être contrôlée dans une certaine mesure, mais il faut se rappeler que le tableau noir n'a peut-être pas la même forme que la page. Cette méthode n'est **pas** recommandée non plus parce qu'elle prend trop longtemps.

16.3 Le duplicateur à stencils

Avec ce système, vous écrivez sur une matrice, ou stencil, avec une plume spéciale à bout métallique. Cette plume, appelée poinçon, enlève la cire du stencil. Vous placez ensuite le stencil sur un rouleau encreur et l'encre passe dans les trous faits dans la cire et s'applique sur la page.

On peut reproduire un texte sur le stencil à la machine à écrire. Le résultat est généralement meilleur qu'avec un poinçon. Toutefois, si vous désirez inclure des figures, il vous faudra employer un poinçon.

Il est difficile de dessiner des images ou des figures, mais c'est tout à fait possible. Peut-être disposerez-vous d'une machine spéciale qui permet de préparer un stencil de bonne qualité à partir d'un dessin au trait tracé sur du papier ordinaire.

Avantages

— Le papier et l'encre sont assez bon marché (il n'y a pas besoin d'avoir du papier de haute qualité ou ayant subi un traitement chimique).
— On peut faire beaucoup d'exemplaires (au moins 500) sans que la qualité diminue.
— Les stencils peuvent être conservés et réutilisés l'année suivante (certains enseignants y réussissent très bien; d'autres ont du mal à garder les stencils en bon état).
— L'impression est généralement de bonne qualité.
— Il existe des appareils électriques ou actionnés à la main.

Inconvénients

— On ne peut tirer qu'une seule couleur à la fois (généralement en noir).
— Le duplicateur à stencils coûte assez cher, mais beaucoup moins que les machines à imprimer ou les photocopieuses.
— Certaines personnes estiment que les duplicateurs à stencils sont difficiles à utiliser.

16.4 **La photocopie**

La photocopie a pour principal avantage d'être commode. On peut mettre sur la machine presque n'importe quel original et obtenir une copie de bonne qualité en quelques secondes. Cependant, la photocopieuse coûte cher à acheter ou à louer et il faut généralement payer un supplément pour chaque photocopie. En comparaison avec l'offset (section 16.6), les quelques premiers exemplaires sont généralement moins chers, mais un grand nombre d'exemplaires coûtent habituellement beaucoup plus cher.

Avantages

— En général, bonne reproduction des textes imprimés ou des figures.
— Aucune limite au nombre d'exemplaires.
— Les originaux sont faciles à préparer.
— La photocopieuse est facile à utiliser.
— Les copies sont disponibles immédiatement.

Inconvénients

— Cette méthode est plus coûteuse que les autres, sauf pour un très petit nombre d'exemplaires.
— La reproduction des photographies est mauvaise.
— Certaines couleurs ne peuvent pas être reproduites, par exemple le bleu clair.
— Le matériel doit être très bien entretenu.

16.5 Le traitement de texte et les imprimantes de bureau

Depuis quelques années, les ordinateurs sont devenus beaucoup moins chers, plus fiables et plus faciles à utiliser. Il est désormais possible d'acheter un ordinateur individuel perfectionné pour un prix qui ne dépasse pas de beaucoup celui d'une machine à écrire de bonne qualité.

Dans bien des pays, cela signifie qu'il est maintenant possible pour les établissements de formation d'acheter un ordinateur individuel. Ils peuvent utiliser ces ordinateurs de plusieurs façons, comme indiqué ci-après.

L'emploi le plus courant est pour le traitement de texte. Utilisé de cette manière, l'ordinateur fonctionne comme une machine à écrire très perfectionnée qui peut garder en mémoire des centaines de pages de texte. Cela offre plusieurs avantages:

• Si l'on découvre une erreur ou s'il faut modifier le texte, seul le changement a besoin d'être tapé. L'ordinateur garde en mémoire tout ce qui n'a pas besoin d'être changé et le retape automatiquement. Cela encourage les enseignants à améliorer chaque année le texte des polycopiés et des matériels pédagogiques.
• Du fait que les erreurs peuvent être corrigées aisément, les enseignants trouvent qu'il est plus facile de taper leur propre matériel pédagogique. Ils sont ainsi moins tributaires de secrétaires.

- Les machines de traitement de texte comportent beaucoup d'autres éléments. Par exemple, on peut s'en servir pour vérifier l'orthographe de la plupart des mots. En outre, elles vous permettent de beaucoup mieux contrôler les caractères d'imprimerie et la présentation, de sorte que les documents ont un meilleur aspect et sont plus faciles à lire.

Le document est emmagasiné dans l'ordinateur. Lorsque toutes les corrections ont été faites et que la présentation du texte est satisfaisante, le document peut être reproduit au moyen d'une imprimante à matrice à points (assez bon marché et donnant une qualité d'impression raisonnablement satisfaisante) ou d'une imprimante à laser (plus coûteue mais donnant une meilleure qualité d'impression).

Il existe aussi des ordinateurs de bureau de type plus complexe pour le traitement de texte. Il vous faut alors un ordinateur individuel assez perfectionné, une imprimante à laser et le logiciel approprié. Par rapport au traitement de texte normal, ce type de matériel offre l'avantage de pouvoir utiliser des illustrations plus complexes et employer avec plus de souplesse les caractères typographiques et les différents modes de présentation des documents. Toutefois, cela signifie que vous devez aussi bien connaître les questions de présentation et d'illustration.

A l'heure actuelle, peu d'établissements de formation possèdent le matériel nécessaire pour appliquer ces techniques. Néanmoins, compte tenu des avantages de ces méthodes, de leur grande fiabilité et de la baisse constante des prix, les établissements de formation seront de plus en plus nombreux à utiliser ces techniques à l'avenir.

16.6 **Offset**

Il y a deux façons principales d'imprimer, à l'*offset* ou à la *presse d'imprimerie*. L'offset (appelé aussi lithographie) offre beaucoup d'avantages par rapport à la presse d'imprimerie.

Avec la méthode offset, on photographie la page originale ou le dessin original pour faire une plaque. Celle-ci est ensuite placée dans la machine à imprimer. La machine imprime sur du papier ordinaire, ce qui donne une très bonne qualité à un prix assez bas. Quand on veut beaucoup d'exemplaires ou des photographies, c'est la meilleure méthode de production de matériels d'enseignement ou de manuels.

Avantages

— Reproduction de haute qualité.
— Très grand nombre d'exemplaires possible.
— Bon marché, surtout pour les grands tirages.
— Possibilité d'imprimer des photographies et des dessins ombrés.

Inconvénients

— Les machines coûtent cher.
— Il faut un technicien qualifié pour faire fonctionner et entretenir le matériel.

Résumé — Choix de la méthode de production

Le choix du meilleur procédé de fabrication est dicté par le nombre d'exemplaires voulu, la qualité que vous désirez obtenir et le matériel disponible.

Si vous préparez pour quelques élèves un polycopié d'une ou deux pages, utilisez le duplicateur à stencils. La photocopie pourrait vous être utile si vous voulez reproduire des diagrammes à partir d'un livre (avec l'autorisation de l'auteur et de l'éditeur), mais cette méthode est coûteuse et rarement possible. Si vous ne pouvez disposer d'aucun de ces appareils, rédigez vous-mêmes vos notes et faites des doubles au papier carbone que les élèves pourront recopier à loisir.

Pour des documents plus longs ou un plus grand nombre d'exemplaires, il vous faut utiliser un duplicateur à stencils ou une machine offset. La machine offset donne généralement de meilleurs résultats, mais si l'on n'en a pas, on pourra obtenir un travail satisfaisant avec un duplicateur à stencils.

16.7 La correction d'épreuves

La correction d'épreuves, ou lecture d'épreuves, consiste à vérifier l'original, ou «épreuve», avant qu'il soit imprimé. Tous les matériels d'enseignement ou manuels doivent être soigneusement relus avant d'être diffusés. Une erreur dans un manuel pourrait provoquer un traumatisme ou un décès, de sorte qu'**il faut absolument** y prêter la plus grande attention.

Il est nécessaire de corriger les épreuves avant de reproduire le manuscrit original puis à un second stade si le document est imprimé. Si le document doit être imprimé, il faut contrôler le manuscrit avant de l'envoyer à l'imprimeur. L'imprimeur vous enverra ensuite des épreuves à corriger. Il est indispensable de trouver **toutes** les erreurs à chacun de ces stades. Si les erreurs ne sont découvertes que plus tard, il sera peut-être impossible de les corriger et cela coûtera certainement très cher.

Les personnes les moins qualifiées pour lire les épreuves sont les auteurs des textes eux-mêmes. Ils ont tendance à ne pas voir les erreurs parce qu'ils savent ce qu'il devrait y avoir à chaque endroit. Par conséquent, choisissez au moins deux autres personnes qui sont consciencieuses et soigneuses pour lire à votre place le manuscrit final ou l'épreuve d'imprimerie.

Il faut prévoir suffisamment de temps pour la lecture d'épreuves. Si on le fait en se dépêchant, on risque beaucoup plus de laisser passer des erreurs.

16.8 La distribution

Si le matériel d'enseignement doit être utilisé par vos propres élèves, vous pouvez simplement le distribuer dans la salle de classe. En revanche, s'il s'agit d'un manuel destiné aux agents de santé sur le terrain, vous devez prévoir comment le diffuser.

Une fois le matériel pédagogique ou le manuel imprimé, il faut qu'il soit distribué aux personnes auxquelles vous le destinez. Vous ne devez pas simplement mettre le manuel à la poste en espérant que les agents de santé le liront. Si vous agissez ainsi, bien souvent les agents de santé n'ouvriront même pas le paquet ou bien jetteront un simple coup d'œil sur le matériel avant de le ranger sur une étagère.

La meilleure méthode de distribution dépendra des conditions locales ainsi que du temps et des ressources disponibles. Toutefois, vous pourrez encourager les agents de santé à lire le manuel en appliquant quelques-unes des idées suivantes:

- Ecrivez une lettre aux agents de santé pour leur expliquer pourquoi le manuel leur sera utile. Il est préférable que la lettre soit adressée personnellement aux agents de santé et signée par leur enseignant ou surveillant.
- Invitez les lecteurs à commenter le manuel pour bien montrer que l'opinion des agents de santé vous intéresse.
- Organisez une réunion où un groupe d'agents de santé pourra discuter du manuel. Cela pourra servir à présenter le manuel ou bien la réunion pourra avoir lieu environ un mois après l'expédition du manuel.

- Faites en sorte que les surveillants remettent personnellement le manuel aux destinataires. Ils pourront alors expliquer aux agents de santé pourquoi le manuel est utile.
- Organisez des ateliers où l'on utilisera le manuel ou les matériels d'enseignement. Vous autoriserez ensuite les agents de santé à conserver le manuel quand l'atelier est terminé.
- Faites tout ce qui pourra encourager des agents de santé à ouvrir le manuel et à commencer à s'en servir.

16.9 Résumé de la partie 4

Vous trouverez ci-après une liste de contrôle récapitulant l'ensemble de la partie 4. Elle s'inspire d'une liste utilisée en Inde par un groupe qui produit des manuels pour les agents de santé. Elle est destinée aux personnes qui rédigent des manuels plutôt qu'aux enseignants qui ne font que quelques feuilles polycopiées. Néanmoins, cette liste restera très utile (même si certaines questions ne sont pas nécessaires) pour quiconque produit n'importe quel type de matériel d'enseignement.

Vous ne devez pas suivre cette liste de façon rigide. Lisez-la plutôt d'un bout à l'autre puis servez-vous en comme guide. Vous préférerez peut-être parfois suivre un ordre un peu différent ou laisser de côté certaines étapes. Quoi qu'il en soit, la liste de contrôle devrait vous rappeler utilement les différentes étapes.

Liste de contrôle pour la préparation et la distribution des manuels

1. Décidez de la catégorie d'agents de santé pour qui le manuel doit être préparé.
2. Décidez de la langue dans laquelle le manuel doit être rédigé et s'il doit être traduit dans d'autres langues.
3. Décidez qui doit préparer le manuel:

   — une seule personne?
   — une équipe de deux ou trois personnes dont l'une servira de coordonnateur et de responsable de la publication?
   — plusieurs coauteurs? Dans ce cas, une même personne fera office de coordonnateur et de responsable de la publication afin d'assurer une unité de style et de répartir les sujets à traiter. Chaque coauteur devra recevoir une liste d'instructions concernant le contenu, la longueur des chapitres, la présentation générale, etc.

4. Familiarisez-vous avec l'organisation sanitaire dans laquelle les agents de santé vont travailler.
5. Dressez la liste des tâches que les agents de santé devront être capables d'exécuter.
6. Analysez les tâches.
7. Dressez la liste:

— des informations requises pour être capable d'exécuter les tâches;
— des compétences nécessaires pour exécuter les tâches;
— des étapes que comportent les tâches (les tâches subsidiaires);
— des points concernant l'éducation pour la santé.

8. Décidez de la présentation générale du manuel:

 i) Parties, chapitres, sections, sous-sections, annexes.
 ii) Si le manuel doit être rédigé sous forme d'une série de chapitres sur:
 — les tâches;
 — les sujets traités;
 — les systèmes de l'organisme humain.
 iii) Titre du manuel.
 iv) Style de la rédaction:
 — langage soutenu;
 — langage courant;
 — emploi de «vous» ou de «l'agent de santé».
 v) Inclusion de :
 — dessins en coupe;
 — photographies;
 — dessins au trait;
 — dessins ombrés;
 — dessins symboliques ou stylisés;
 — dessins de type bandes dessinées (noir et blanc/couleur);
 — ordinogrammes;
 — tableaux.

9. Réunissez la littérature et les documents existants qui sont employés pour l'instruction et la formation dans les divers programmes de santé et discutez des sujets traités avec les responsables des programmes.
10. Ecrivez ou tapez à la machine le brouillon des chapitres:

— tracez les grandes lignes de chaque chapitre, puis ajoutez les détails;

— rédigez les chapitres dans l'ordre en commençant par le chapitre 1, ou bien commencez par le chapitre le plus facile.

11. Décidez des illustrations qu'il faut inclure dans chaque chapitre. Réunissez des références pour les illustrations. Préparez les diagrammes, les photographies, les dessins, etc. Dressez la liste des légendes des illustrations.

12. Discutez avec les responsables des programmes des chapitres qui les concernent et vérifiez l'exactitude des faits, des chiffres, des illustrations, etc.

13. Rédigez à l'intention des agents de santé un chapitre contenant des instructions sur la façon d'utiliser le manuel.

14. Rédigez la table des matières et l'index.

15. Rédigez l'avant-propos et les remerciements.

16. Lisez le manuel de bout en bout pour vous assurer que tout se suit bien et que rien ne manque. Révisez et récrivez si nécessaire.

17. Choisissez le genre de frappe à la machine et donnez vos instructions au dactylographe pour ce qui est de l'espacement, des encadrés, des ordinogrammes, des titres, de la numérotation des chapitres, de la place des illustrations, etc.

18. Préparez le texte dactylographié final selon les instructions.

19. Vérifiez le texte dactylographié par rapport au manuscrit original.

20. Choisissez le style du manuel et préparez le texte dactylographié pour qu'il soit imprimé en fonction de cela. Faites attention à la ponctuation, aux abréviations, au numérotage, aux caractères typographiques utilisés pour le texte, les titres de chapitre et les sous-titres, ainsi qu'aux instructions concernant la mise en page des illustrations, des tableaux et des ordinogrammes.

21. Discutez de la présentation générale et de la disposition du manuel avec un maquettiste:

— dessin et couleur de la couverture;
— reliure;
— format du manuel;
— disposition en pleine page ou en colonnes;
— justification à droite;
— procédé d'impression (offset ou imprimerie);
— caractères typographiques, etc.

Des instructions précises sur le style choisi doivent être données par écrit au maquettiste et à l'imprimeur.

22. Décidez du nombre d'exemplaires à imprimer en fonction de la diffusion prévue. Calculez le prix de revient. Obtenez l'approbation des services financiers ou recherchez des aides financières ailleurs.

23. Lancez un appel d'offres. Choisissez l'imprimeur en fonction:

— des moyens de financement disponibles;
— de la qualité du travail;
— du procédé et du type d'impression disponibles;
— des délais impartis;
— de la commodité.

24. Envoyez à l'imprimeur le texte dactylographié corrigé. Quand vous recevez les épreuves, vérifiez-les immédiatement.

Les épreuves en placard

— comparez-les avec le texte dactylographié;
— lisez-les de bout en bout;
— notez toutes corrections nécessaires;
— vérifiez si les numéros des pages, des paragraphes, etc., se suivent bien.

Les épreuves de mise en page

— vérifiez que toutes les corrections portées sur les épreuves en placard ont bien été faites;
— relisez de bout en bout;
— notez toutes autres corrections nécessaires.

Les préparations de maquettes et épreuves sur ozalids (offset) ou les épreuves de mise en page définitive (typographie)

— vérifiez que toutes les corrections portées sur les épreuves de mise en page ont bien été faites;
— relisez de bout en bout;
— vérifiez la continuité de la pagination et de la numérotation;
— vérifiez que des séparations dans le texte et les illustrations, etc., ne soient pas faites à de mauvais endroits;
— vérifiez les en-têtes de page, y compris la pagination et la numérotation des sections;

— vérifiez que les illustrations, les ordinogrammes et les tableaux soient bien à leur place et vérifiez la numérotation et la légende des figures (avec l'offset ou les clichés, faites attention à ce que les illustrations ne soient pas inversées ou mises à l'envers);

— sur les épreuves d'offset, marquez les corrections légèrement au crayon dans la marge. N'abîmez pas et ne salissez pas les épreuves d'offset.

25. Dressez une liste indiquant le nom et l'adresse des institutions et des personnes auxquelles l'ouvrage est destiné, en précisant le nombre d'exemplaires à envoyer à chacune. Faites attention à conserver en stock un nombre suffisant d'exemplaires.

26. Prenez toutes dispositions en vue de la réception des manuels imprimés, de leur stockage et de leur conservation à l'abri des insectes et des rongeurs.

27. Prenez toutes dispositions pour l'emballage et l'expédition du manuel.

28. Décidez de la méthode à adopter pour l'évaluation du manuel.

29. Procédez à l'évaluation du manuel au moyen de questionnaires envoyés par la poste, d'entrevues, d'observations, de tests, etc.

30. Invitez les agents de santé à faire des commentaires et des suggestions sur les moyens d'améliorer le manuel.

31. Révisez le manuel à partir:

— des résultats de l'évaluation;
— des commentaires et suggestions reçus;
— des informations les plus récentes à communiquer aux agents de santé;
— des changements de politique générale.

Note

On peut ne pas suivre les étapes ci-dessus dans l'ordre exact dans lequel elles sont données. Cette liste peut servir à contrôler ce qu'il faut faire lors de la préparation d'un manuel. Elle est basée sur l'expérience de personnes qui ont participé à la préparation de manuels destinés au personnel de santé et aux agents de santé communautaires du Programme sanitaire rural du Gouvernement de l'Inde.

Cette liste de contrôle a été reproduite avec l'autorisation de la Division de la Formation du Ministère de la Santé et de la Protection de la Famille du Gouvernement de l'Inde.

Explication des termes utilisés dans ce livre

Analyse de situation: C'est le processus qui consiste à déterminer exactement ce qu'un agent de santé doit faire dans son travail. Il aboutit à une liste de toutes les tâches effectuées par l'agent de santé.

Analyse de tâche: C'est le processus qui consiste à étudier une tâche pour déterminer exactement comment elle doit être faite et exactement quelles connaissances et attitudes sont nécessaires pour effectuer la tâche.

Antécédents médicaux: Ce sont les renseignements concernant le malade qui sont utilisés pour le traitement. Ils comprennent des détails sur les symptômes, les résultats des tests ou examens éventuellement effectués et le traitement.

Apprentissage: C'est le processus d'acquisition d'informations ou de compétences. Par exemple, les élèves peuvent apprendre en lisant des livres ou des manuels, en suivant des cours et en mettant en pratique ce qu'ils ont appris (voir «Apprentissage actif»).

Apprentissage actif: C'est la façon dont les étudiants apprennent en faisant les choses, par exemple pour résoudre des problèmes, exécuter un projet ou travailler dans un centre de santé. Rester assis à écouter un cours ou à lire un livre n'est pas faire un apprentissage actif (section 6.5).

Atelier: C'est une réunion au cours de laquelle un groupe de gens apprennent ensemble. Souvent ils se réunissent pour discuter d'un problème déterminé et pour le résoudre. Parfois l'atelier ressemble davantage à un cours de brève durée où les participants discutent de problèmes, essaient des projets et apprennent à acquérir diverses compétences.

Attitude: Une attitude est une tendance à se comporter ou à réfléchir d'une certaine façon. Par exemple, un agent de santé pourra refuser de recevoir des malades quand le centre de santé est fermé. Un autre voudra bien recevoir les malades à tout moment. Ceci, parce qu'ils ont des attitudes différentes envers leur travail.

Auto-évaluation: C'est le processus qui consiste à tester et à juger sa propre performance. Par exemple, l'élève qui essaie de résoudre quelques problèmes puis recherche les réponses pour voir s'il les a bien trouvées fait de l'auto-évaluation. L'auto-évaluation peut aider les élèves à apprendre.

Auxiliaire visuel: Tout ce qui est utilisé pour montrer une figure ou une image. Par exemple, si un enseignant désire expliquer une idée aux élèves, il lui arrivera souvent de dessiner une figure ou une image au tableau noir ou de montrer des photographies, des films, un bloc-notes, etc.

Caractère typographique (ou caractère d'imprimerie): C'est le style des caractères utilisés dans un texte. Si les matériels d'enseignement sont imprimés, il existe généralement un large choix de caractères typographiques. Le caractère peut varier en taille, en épaisseur et en style. Par exemple, la lettre «a» peut être imprimée en italique «*a*» ou en divers types de caractères romains, par exemple «**a**».

Cognitif: Qui concerne les mécanismes d'acquisition des connaissances (voir aussi «Compétence»).

Communauté: C'est un groupe de gens qui vivent dans la même zone géographique, comme un village ou un quartier urbain. Ce terme peut aussi s'appliquer à un groupe de personnes qui ont quelque chose en commun, telle que la religion ou la profession.

Communication: C'est le processus qui consiste à transférer des informations ou des compétences à d'autres gens. Pour qu'il y ait communication, il faut qu'un *message* soit envoyé par une personne et reçu par une autre. La communication ne consiste pas seulement à parler ou à écrire. Elle implique aussi qu'on est à l'écoute des opinions et des croyances des autres personnes et qu'on les accepte. Les compétences en matière de communication sont très importantes dans les soins de santé (voir «Compétence»).

Compétence: C'est l'aptitude à exécuter une tâche par l'application des connaissances et de l'expérience. Il existe différents types de compétences. C'est ainsi que les compétences ou aptitudes cognitives sont en rapport avec la pensée, par exemple pour prendre des décisions ou poser un diagnostic. Les compétences psychomotrices sont des aptitudes de coordination du corps et de l'esprit. Par exemple, suturer une blessure est une compétence psychomotrice, alors que décider qu'il faut suturer est une compétence cognitive. Les compétences en matière de communication consistent à parler, expliquer, persuader et écouter.

Connaissances livresques: Ce sont les connaissances qu'on acquiert en lisant des livres. Cette expression est généralement utilisée pour indiquer que ce qu'on apprend est trop théorique et pas suffisamment pratique pour être utile.

Description de poste: C'est la description du travail que telle ou telle catégorie d'agents de santé est censée effectuer. Elle consiste habituellement en une liste des tâches à faire, par exemple *«prendre la tension artérielle»* ou *«choisir des emplacements pour des puits»*. La description de poste peut aussi préciser les conditions dans lesquelles le travail sera fait.

Discipline: C'est un sujet d'enseignement ou d'apprentissage tel que l'anatomie, la physiologie, l'ophtalmologie ou l'histoire.

Dispensaire de SMI: Dispensaire de santé maternelle et infantile. Le personnel est chargé de vérifier la croissance des enfants et la santé des enfants et des mères et d'assurer des soins préventifs (voir «Soins préventifs»).

Elève: C'est une personne qui reçoit une formation. Un élève peut être une personne qui est formée pour devenir un agent de santé, par exemple une élève-infirmière. On dit aussi «stagiaire».

Equipe de santé: C'est un groupe de personnes qui assurent des soins de santé dans une communauté. Cette équipe peut comprendre une sage-femme, une infirmière, un inspecteur sanitaire, un éducateur sanitaire, un nutritionniste, un vulgarisateur sanitaire et/ou un médecin.

Etudes sur des situations critiques: C'est l'étude d'événements ou de situations auxquels des agents de santé qualifiés ne s'étaient pas sentis capables de faire face. En analysant ces incidents, l'enseignant peut découvrir où une formation plus poussée est nécessaire.

Evaluation: C'est le processus qui consiste à vérifier l'aptitude ou la compétence d'un élève. Cela peut se faire au moyen d'un examen ou par des méthodes moins rigides. L'évaluation est aussi le processus qui consiste à recueillir des informations en vue d'apprécier la valeur d'un cours, d'un livre, d'une leçon ou même d'un élève. L'évaluation peut servir à améliorer la qualité du cours ou du matériel pédagogique. Ce type d'évaluation est appelé évaluation constructive. L'évaluation peut aussi servir à décrire et à apprécier la valeur d'ensemble du cours ou du matériel pédagogique. Ce type d'évaluation est appelé évaluation récapitulative.

Expérience d'apprentissage: C'est tout ce qui arrive à l'élève et qui l'aide à apprendre. Par exemple, un élève pourrait se rendre dans un village où la population a amélioré l'approvisionnement en eau. Si l'élève apprend comment d'autres villages pourraient en faire autant, c'est une expérience d'apprentissage.

Expérience pratique: C'est l'expérience des tâches exécutées dans la communauté. Les agents de santé stagiaires sont souvent détachés auprès d'agents qualifiés pour faire un stage. Il acquièrent ainsi l'expérience du travail pour lequel ils sont formés. Les élèves sont encadrés et ils reçoivent une rétro-information sur leur travail (voir «Rétro-information»).

Faciliteur: Un faciliteur est une personne qui rend les choses plus faciles. Par exemple, un enseignant doit être un faciliteur de l'apprentissage, c'est-à-dire que l'enseignant doit permettre aux élèves d'apprendre plus facilement.

Fiabilité: La fiabilité doit donner la mesure de l'exactitude et de la cohérence de la notation des tests ou des examens. Par exemple, si un examinateur a donné une note de 7,5 sur 10 à un élève, alors qu'un autre examinateur lui a donné 5 sur 10 pour le même travail, on dira que la fiabilité de la notation est médiocre.

Langue maternelle: C'est la langue que parle une personne au moment où elle apprend pour la première fois à parler.

Manuel: C'est un livre qui décrit en détail comment faire diverses tâches. Le terme de manuel est maintenant souvent employé pour désigner tout livre qui fournit des informations.

Matériels d'enseignement: Ce sont les matériels qui aident les élèves à apprendre, comme les livres, les polycopiés, les maquettes, les exercices et les questions écrites. On dit aussi «matériels pédagogiques».

Matériels de référence: Ce sont les livres, dossiers, notes, tableaux ou autres sources d'information utilisés par les élèves ou les agents de santé pour trouver des renseignements précis.

Matériels pédagogiques: Voir «Matériels d'enseignement».

Motivation: C'est l'intérêt ou l'impulsion qui incite une personne à se comporter d'une certaine manière. Par exemple, un élève qui a une forte motivation aura tendance à travailler dur et à apprendre vite. On emploie aussi le terme de motivation pour désigner le processus qui consiste à encourager ou à «motiver» une personne. Par exemple, la motivation survient quand on incite un élève à travailler dur ou quand on le persuade qu'il doit le faire. Ce peut être parce que l'enseignant a rendu le cours plus intéressant, plus facile à retenir ou plus en rapport avec l'emploi futur (chapitre 6).

Objectif: C'est le but ou la finalité de l'enseignement. Par exemple, quand les élèves ont terminé un cours, ils doivent être capables d'effectuer des tâches telles que *«construire des latrines»* ou *«apprendre aux mères à nourrir leur enfant au sein»*.

Pairs: Ce sont des personnes qui ont les mêmes aptitudes ou occupent le même rang. Par exemple, les pairs d'un élève sont les autres élèves qui suivent le même cours. Les pairs d'un enseignant sont les autres enseignants.

Plan de cours: C'est l'ensemble des notes que les enseignants rédigent pour se guider pendant qu'ils donnent leurs cours. Le plan de cours pourrait comporter les principaux points à aborder pendant le cours, les activités que les élèves doivent entreprendre, les questions concernant le sujet enseigné et une forme quelconque d'évaluation.

Problème de prise en charge de malade: C'est un exercice basé sur la description d'un cas et qui peut être utilisé pour aider les élèves à apprendre (comme base de discussion ou pour l'auto-évaluation) ou comme méthode d'évaluation. En bref, quelques informations au sujet d'un cas sont données aux élèves puis on leur demande de répondre à une série de questions (voir section 12.5).

Programme d'études: C'est la description écrite de ce qui se passe pendant un cours. Le programme d'études décrit les objectifs du cours, les méthodes d'enseignement, le temps consacré à chaque partie du cours et les méthodes à appliquer pour contrôler le travail des élèves. Ce terme est également utilisé pour décrire ce qui se passe réellement pendant le cours (ce qui n'est pas forcément la même chose que le programme d'études écrit).

La mise au point du programme d'études est le processus qui consiste à faire le plan d'un cours. En bref, cela consiste à décider:

— de ce que les élèves doivent apprendre;
— des méthodes d'enseignement qu'il faut employer;
— de la façon dont le travail des élèves sera contrôlé;
— du moment et du lieu où les élèves suivront l'enseignement (l'emploi du temps).

Ressources: C'est tout ce qui est nécessaire pour faire un travail. Par exemple, parmi les ressources nécessaires pour donner un cours figurent la salle de classe, les enseignants et le matériel pour écrire.

Rétro-information: C'est le processus qui consiste à dire aux gens dans quelle mesure ils travaillent bien. Par exemple, les enseignants fournissent une rétro-information aux élèves chaque fois qu'ils font des remarques sur la qualité de leur travail. Pour bien faire, l'enseignant doit indiquer dans quelle mesure le travail a été fait correctement, toutes erreurs ou fautes commises, et la façon dont la qualité du travail pourrait être améliorée (section 6.6).

Soins préventifs: Ce sont les soins de santé qui sont destinés à empêcher les gens de tomber malades, plutôt qu'à les guérir quand ils sont malades. On peut citer comme exemples de soins préventifs la vaccination, l'éducation pour la santé, la surveillance de la croissance des enfants et l'élimination des sources de maladies.

Sommaire: C'est une description écrite de ce qui doit être appris par les élèves pendant un cours. Il s'agit habituellement d'un bref exposé des sujets à traiter.

Stagiaire: Voir «Elève».

Tâche: C'est tout ce que fait une personne dans le cadre de son travail. Par exemple, un inspecteur sanitaire pourrait examiner les réservoirs d'eau pour déterminer s'ils risquent de servir de gîtes larvaires aux moustiques.

Validité: La valididé donne la mesure de l'utilité des tests ou des examens. Un test est valable, donc a de la «validité», s'il permet réellement de vérifier les types de compétences ou de connaissances dont les élèves ont besoin pour effectuer un travail. Par exemple, quand un enseignant voudrait savoir si les élèves savent prendre la tension artérielle, il leur demanderait peut-être de rédiger une composition sur *«Les raisons pour lesquelles on prend la tension artérielle»*. Cette façon de procéder n'aurait aucune validité. Un test réellement valable consisterait à demander aux élèves de prendre la tension d'un malade et à les observer en train de le faire.

Index